Dieses Buch gehö

....

Name

....

Adresse

....

Telefon

....

E-Mail

Wenn ihnen das Buch gefallen hat, dann würde ich mich um eine positive Bewertung sehr freuen.

Behandlungstermine

Datum	Uhrzeit	Bei wem?

Medikamentenplan

Medikamente & Nahrungs-ergänzungen mit Dosierung	morgens	mittags	abends	nachts	nach Badarf

Datum		Wetter	
		Temperatur	

Wo ist der Schmerz? Wie stark ist er?

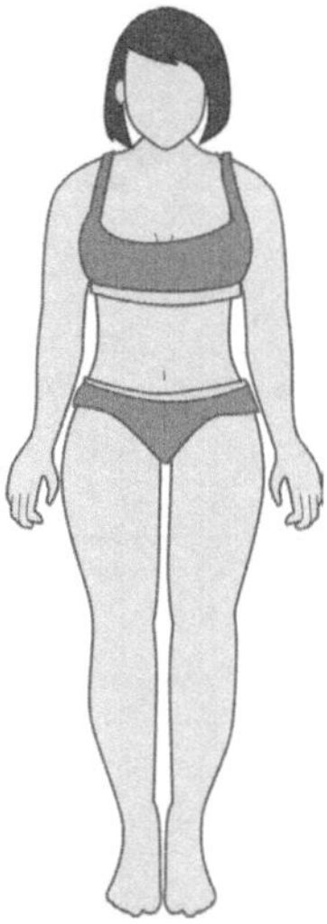

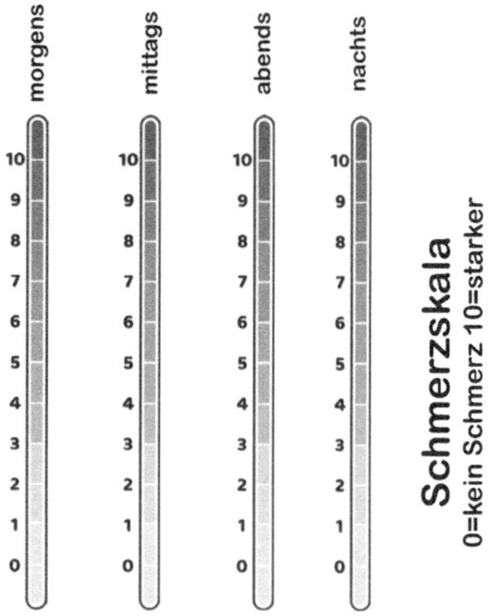

Art des Schmerzes

- ○ pulsierend
- ○ stechend
- ○ kribbelnd
- ○ beidseitig
- ○ ausstrahlend
- ○ pochend
- ○ drückend
- ○ brennend
- ○ einseitig
- ○

Begleitsymptome

- ○ ....
- ○ ....
- ○ ....
- ○ ....

sonstiges Befinden

- Schlaf
- Stuhlgang
- Wohlbefinden
- Beeinträchtigung

vermutete Auslöser

- ○ ....
- ○ ....
- ○ ....
- ○ ....

Was hat geholfen

....

....

....

....

Medikamente & Nahrungs-ergänzungen mit Dosierung	morgens	mittags	abends	nachts

Was habe ich gegessen?

Sport & Bewegung - Behandlungen & Therapie

Getrunkene Wassermenge je 0,5 L

Empfehlung mind. 3 L pro Tag

Bemerkungen & Notizen

Gesamt Schmerzbewertung des Tages

0 1 2 3 4 5 6 7 8 9 10

Datum		Wetter	
		Temperatur	

Wo ist der Schmerz? Wie stark ist er?

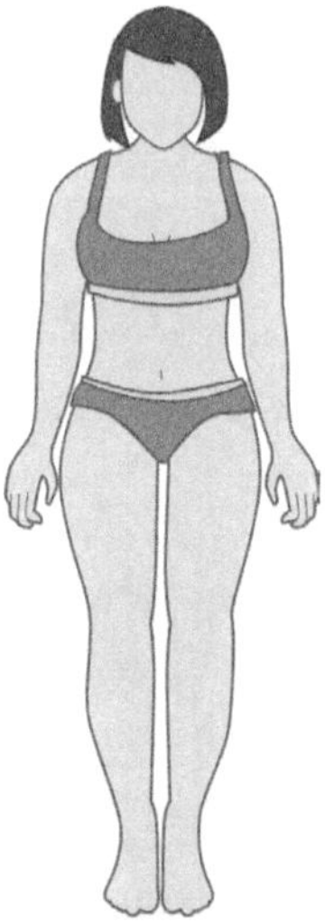

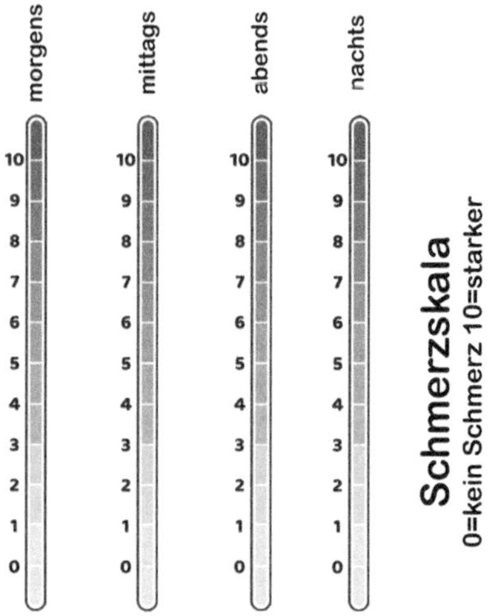

Art des Schmerzes

- ○ pulsierend
- ○ stechend
- ○ kribbelnd
- ○ beidseitig
- ○ ausstrahlend
- ○ pochend
- ○ drückend
- ○ brennend
- ○ einseitig
- ○

Begleitsymptome

- ○
- ○
- ○
- ○

sonstiges Befinden

Schlaf

Stuhlgang

Wohlbefinden

Beeinträchtigung

vermutete Auslöser

- ○
- ○
- ○
- ○

Was hat geholfen

Medikamente & Nahrungs-ergänzungen mit Dosierung	morgens	mittags	abends	nachts

Was habe ich gegessen?

....

....

....

....

....

....

....

....

....

Sport & Bewegung - Behandlungen & Therapie

....

....

....

....

Getrunkene Wassermenge je 0,5 L

Empfehlung mind. 3 L pro Tag

Bemerkungen & Notizen

....

....

....

....

Gesamt Schmerzbewertung des Tages

0 1 2 3 4 5 6 7 8 9 10

Datum		Wetter	
		Temperatur	

Wo ist der Schmerz? Wie stark ist er?

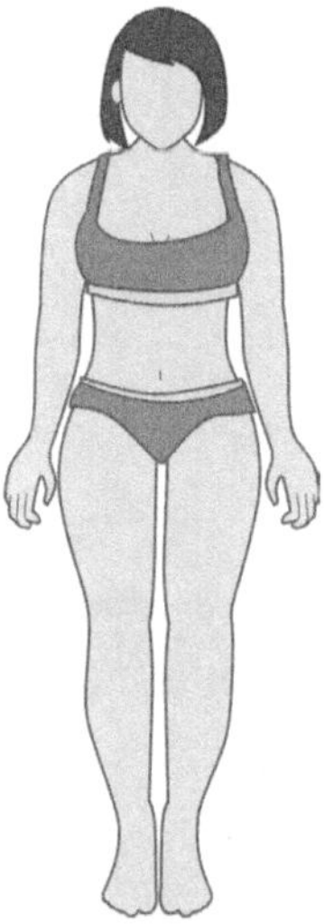

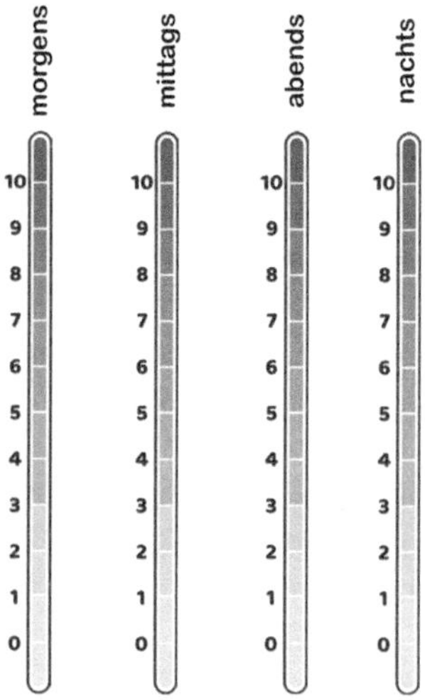

Schmerzskala
0=kein Schmerz 10=starker

Art des Schmerzes

- ○ pulsierend
- ○ stechend
- ○ kribbelnd
- ○ beidseitig
- ○ ausstrahlend
- ○ pochend
- ○ drückend
- ○ brennend
- ○ einseitig
- ○

Begleitsymptome

- ○ ....
- ○ ....
- ○ ....
- ○ ....

sonstiges Befinden

Schlaf

Stuhlgang

Wohlbefinden

Beeinträchtigung

vermutete Auslöser

- ○ ....
- ○ ....
- ○ ....
- ○ ....

Was hat geholfen

....

....

....

....

Medikamente & Nahrungs-ergänzungen mit Dosierung	morgens	mittags	abends	nachts

Was habe ich gegessen?

Sport & Bewegung - Behandlungen & Therapie

Getrunkene Wassermenge je 0,5 L

Empfehlung mind. 3 L pro Tag

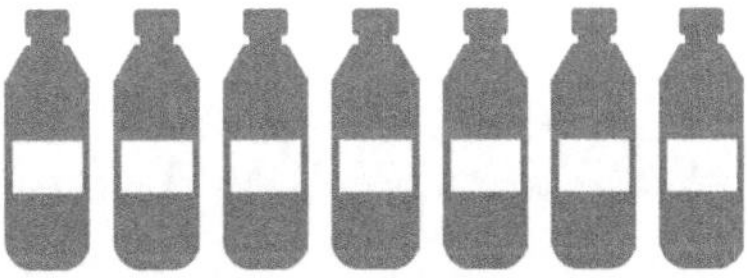

Bemerkungen & Notizen

Gesamt Schmerzbewertung des Tages

0 1 2 3 4 5 6 7 8 9 10

Datum	

Wetter	
Temperatur	

Wo ist der Schmerz? Wie stark ist er?

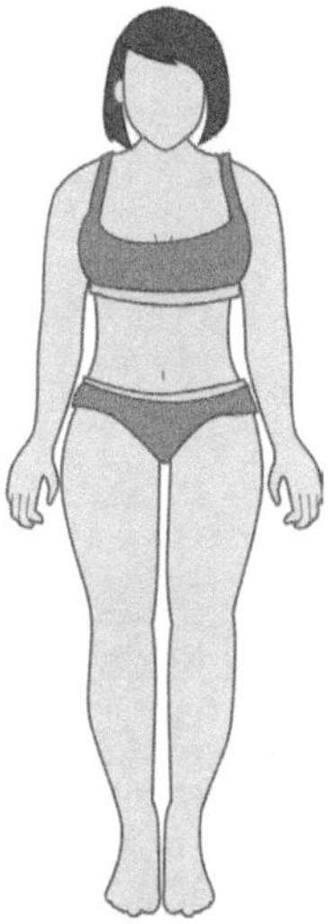

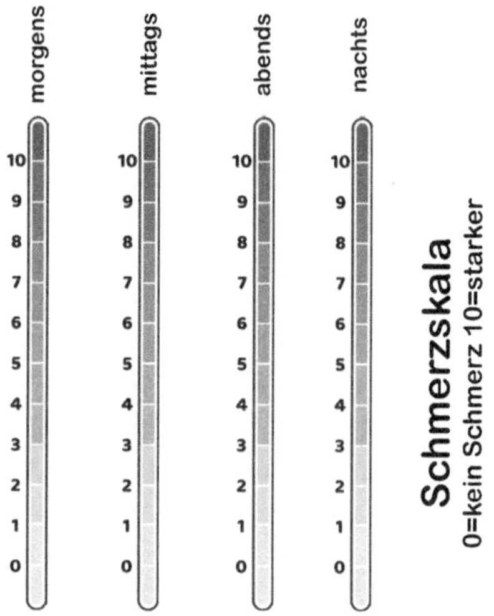

Art des Schmerzes

- ○ pulsierend
- ○ stechend
- ○ kribbelnd
- ○ beidseitig
- ○ ausstrahlend
- ○ pochend
- ○ drückend
- ○ brennend
- ○ einseitig
- ○

Begleitsymptome

- ○
- ○
- ○
- ○

sonstiges Befinden

- Schlaf
- Stuhlgang
- Wohlbefinden
- Beeinträchtigung

vermutete Auslöser

- ○
- ○
- ○
- ○

Was hat geholfen

Medikamente & Nahrungsergänzungen mit Dosierung	morgens	mittags	abends	nachts

Was habe ich gegessen?

....

....

....

....

....

....

....

....

....

Sport & Bewegung - Behandlungen & Therapie

....

....

....

....

Getrunkene Wassermenge je 0,5 L

Empfehlung mind. 3 L pro Tag

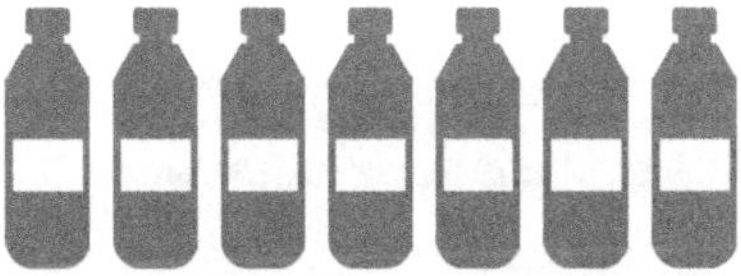

Bemerkungen & Notizen

....

....

....

....

Gesamt Schmerzbewertung des Tages

0 1 2 3 4 5 6 7 8 9 10

Datum		Wetter	
		Temperatur	

Wo ist der Schmerz? Wie stark ist er?

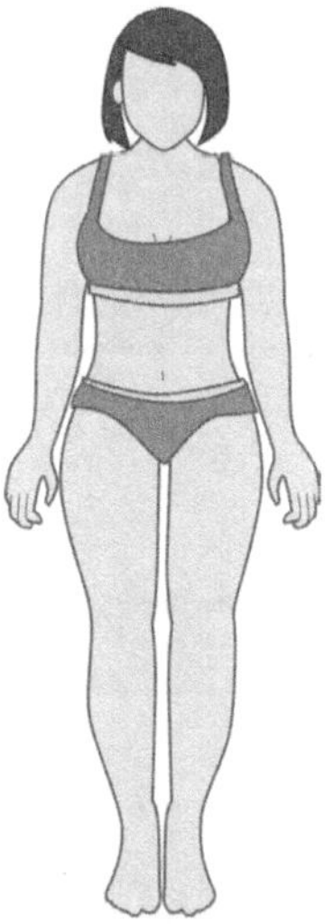

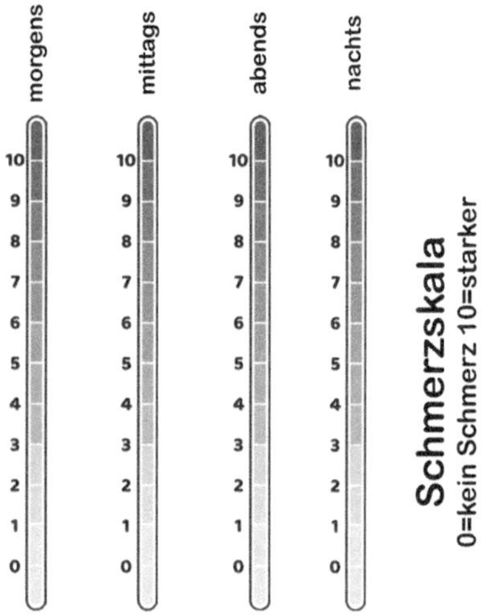

Art des Schmerzes

○ pulsierend ○ stechend ○ kribbelnd ○ beidseitig ○ ausstrahlend

○ pochend ○ drückend ○ brennend ○ einseitig ○

Begleitsymptome

○ ....

○ ....

○ ....

○ ....

sonstiges Befinden

Schlaf

Stuhlgang

Wohlbefinden

Beeinträchtigung

vermutete Auslöser

○ ....

○ ....

○ ....

○ ....

Was hat geholfen

....

....

....

....

Medikamente & Nahrungs-ergänzungen mit Dosierung	morgens	mittags	abends	nachts

Was habe ich gegessen?

Sport & Bewegung - Behandlungen & Therapie

Getrunkene Wassermenge je 0,5 L

Empfehlung mind. 3 L pro Tag

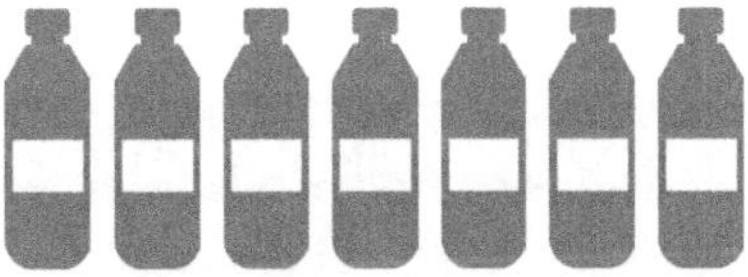

Bemerkungen & Notizen

Gesamt Schmerzbewertung des Tages

0 1 2 3 4 5 6 7 8 9 10

Datum		Wetter	
		Temperatur	

Wo ist der Schmerz? Wie stark ist er?

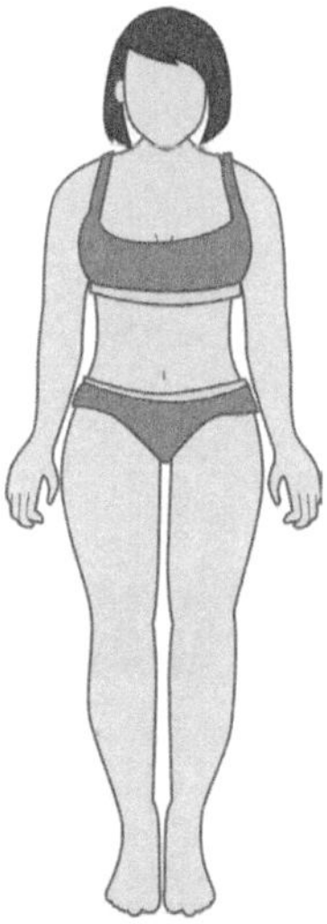

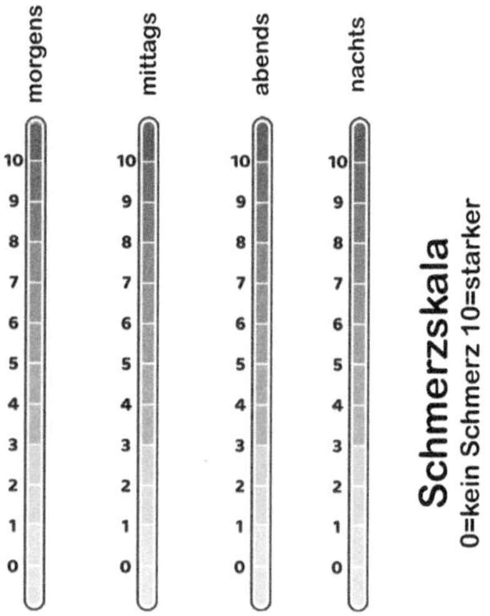

Art des Schmerzes

○ pulsierend ○ stechend ○ kribbelnd ○ beidseitig ○ ausstrahlend

○ pochend ○ drückend ○ brennend ○ einseitig ○

Begleitsymptome

○ ....

○ ....

○ ....

○ ....

sonstiges Befinden

Schlaf

Stuhlgang

Wohlbefinden

Beeinträchtigung

vermutete Auslöser

○ ....

○ ....

○ ....

○ ....

Was hat geholfen

....

....

....

....

Medikamente & Nahrungs-ergänzungen mit Dosierung	morgens	mittags	abends	nachts

Was habe ich gegessen?

....

....

....

....

....

....

....

....

....

Sport & Bewegung - Behandlungen & Therapie

....

....

....

....

Getrunkene Wassermenge je 0,5 L

Empfehlung mind. 3 L pro Tag

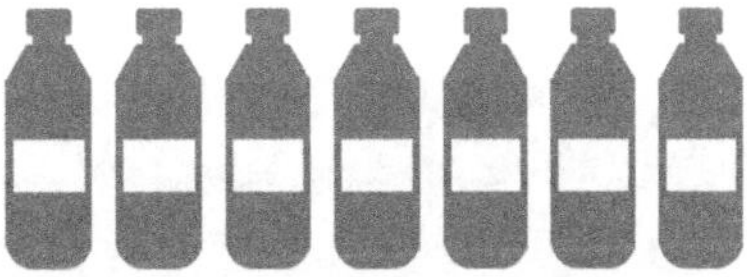

Bemerkungen & Notizen

....

....

....

....

Gesamt Schmerzbewertung des Tages

0 1 2 3 4 5 6 7 8 9 10

Datum		Wetter	
		Temperatur	

Wo ist der Schmerz? Wie stark ist er?

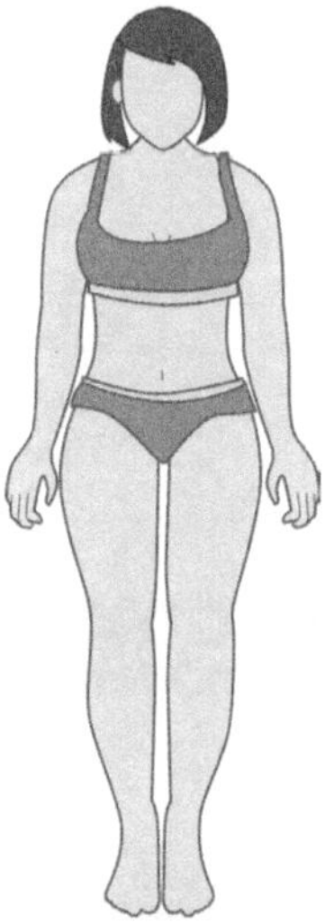

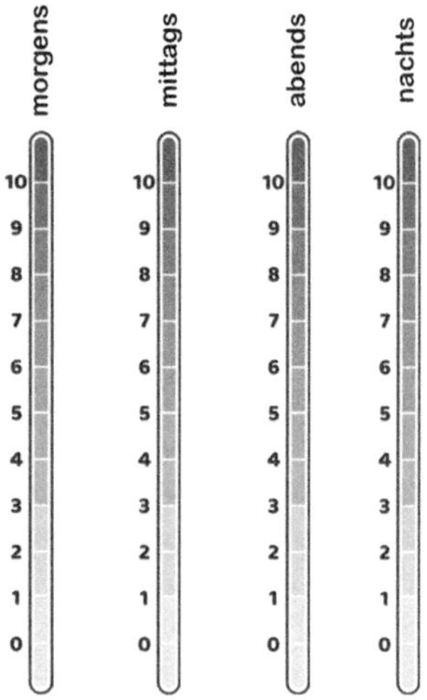

Schmerzskala
0=kein Schmerz 10=starker

Art des Schmerzes

- ○ pulsierend
- ○ stechend
- ○ kribbelnd
- ○ beidseitig
- ○ ausstrahlend
- ○ pochend
- ○ drückend
- ○ brennend
- ○ einseitig
- ○

Begleitsymptome

- ○ ....
- ○ ....
- ○ ....
- ○ ....

sonstiges Befinden

Schlaf

Stuhlgang

Wohlbefinden

Beeinträchtigung

vermutete Auslöser

- ○ ....
- ○ ....
- ○ ....
- ○ ....

Was hat geholfen

....

....

....

....

Medikamente & Nahrungs-ergänzungen mit Dosierung	morgens	mittags	abends	nachts

Was habe ich gegessen?

....

....

....

....

....

....

....

....

....

Sport & Bewegung - Behandlungen & Therapie

....

....

....

....

Getrunkene Wassermenge je 0,5 L

Empfehlung mind. 3 L pro Tag

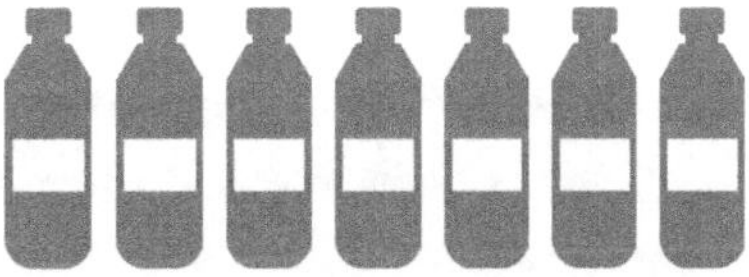

Bemerkungen & Notizen

....

....

....

....

Gesamt Schmerzbewertung des Tages

0 1 2 3 4 5 6 7 8 9 10

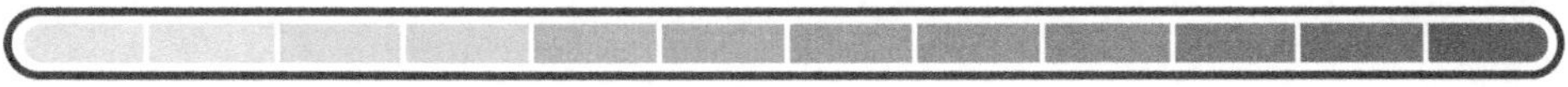

Datum		Wetter	
		Temperatur	

Wo ist der Schmerz? Wie stark ist er?

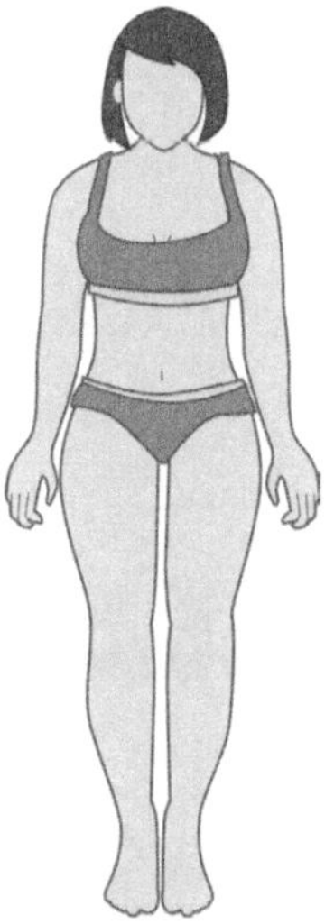

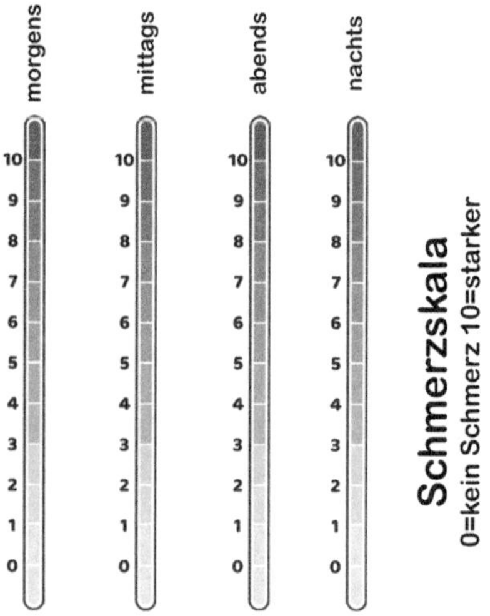

Art des Schmerzes

○ pulsierend ○ stechend ○ kribbelnd ○ beidseitig ○ ausstrahlend

○ pochend ○ drückend ○ brennend ○ einseitig ○

Begleitsymptome

○

○

○

○

sonstiges Befinden

Schlaf

Stuhlgang

Wohlbefinden

Beeinträchtigung

vermutete Auslöser

○

○

○

○

Was hat geholfen

Medikamente & Nahrungs-ergänzungen mit Dosierung	morgens	mittags	abends	nachts

Was habe ich gegessen?

....

....

....

....

....

....

....

....

....

Sport & Bewegung - Behandlungen & Therapie

....

....

....

....

Getrunkene Wassermenge je 0,5 L

Empfehlung mind. 3 L pro Tag

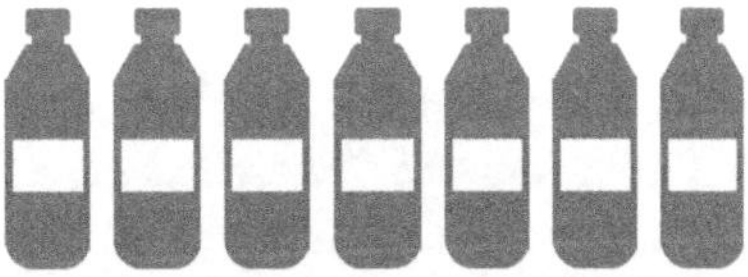

Bemerkungen & Notizen

....

....

....

....

Gesamt Schmerzbewertung des Tages

0 1 2 3 4 5 6 7 8 9 10

Datum		Wetter	
		Temperatur	

Wo ist der Schmerz? Wie stark ist er?

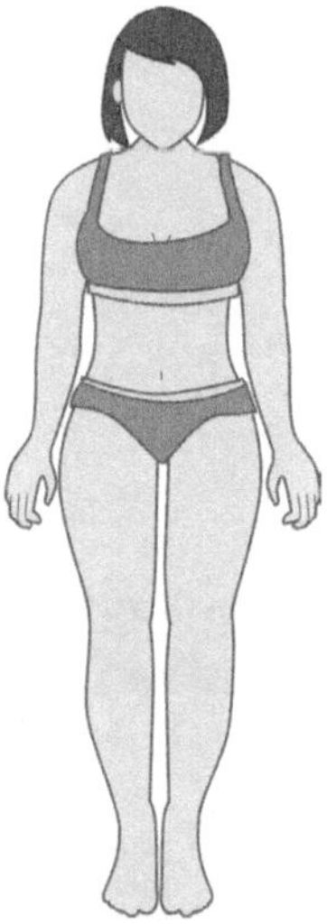

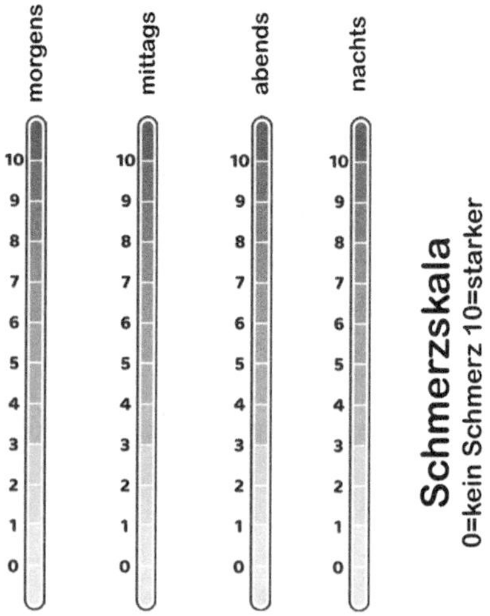

Art des Schmerzes

- ○ pulsierend
- ○ stechend
- ○ kribbelnd
- ○ beidseitig
- ○ ausstrahlend
- ○ pochend
- ○ drückend
- ○ brennend
- ○ einseitig
- ○

Begleitsymptome

○ ....

○ ....

○ ....

○ ....

sonstiges Befinden

Schlaf

Stuhlgang

Wohlbefinden

Beeinträchtigung

vermutete Auslöser

○ ....

○ ....

○ ....

○ ....

Was hat geholfen

....

....

....

....

Medikamente & Nahrungs-ergänzungen mit Dosierung	morgens	mittags	abends	nachts

Was habe ich gegessen?

Sport & Bewegung - Behandlungen & Therapie

Getrunkene Wassermenge je 0,5 L

Empfehlung mind. 3 L pro Tag

Bemerkungen & Notizen

Gesamt Schmerzbewertung des Tages

0 1 2 3 4 5 6 7 8 9 10

Datum		Wetter	
		Temperatur	

Wo ist der Schmerz? Wie stark ist er?

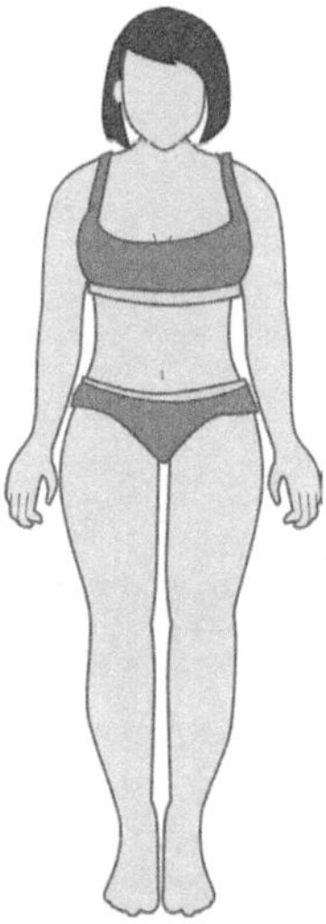

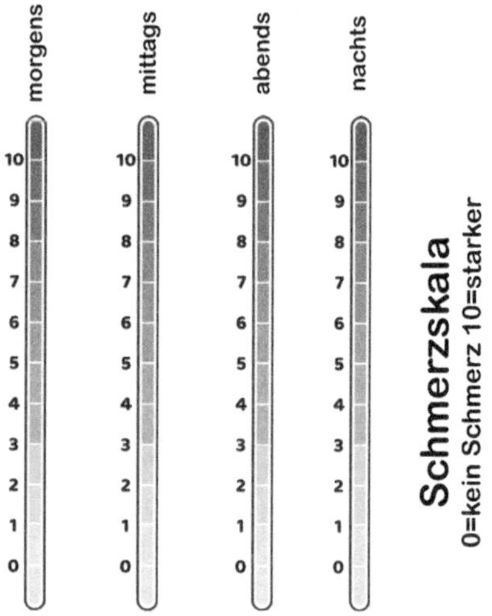

Art des Schmerzes

- ○ pulsierend
- ○ stechend
- ○ kribbelnd
- ○ beidseitig
- ○ ausstrahlend
- ○ pochend
- ○ drückend
- ○ brennend
- ○ einseitig
- ○

Begleitsymptome

- ○
- ○
- ○
- ○

sonstiges Befinden

Schlaf

Stuhlgang

Wohlbefinden

Beeinträchtigung

vermutete Auslöser

- ○
- ○
- ○
- ○

Was hat geholfen

Medikamente & Nahrungsergänzungen mit Dosierung	morgens	mittags	abends	nachts

Was habe ich gegessen?

....

....

....

....

....

....

....

....

....

Sport & Bewegung - Behandlungen & Therapie

....

....

....

....

Getrunkene Wassermenge je 0,5 L

Empfehlung mind. 3 L pro Tag

Bemerkungen & Notizen

....

....

....

....

Gesamt Schmerzbewertung des Tages

0 1 2 3 4 5 6 7 8 9 10

Datum		Wetter	
		Temperatur	

Wo ist der Schmerz? Wie stark ist er?

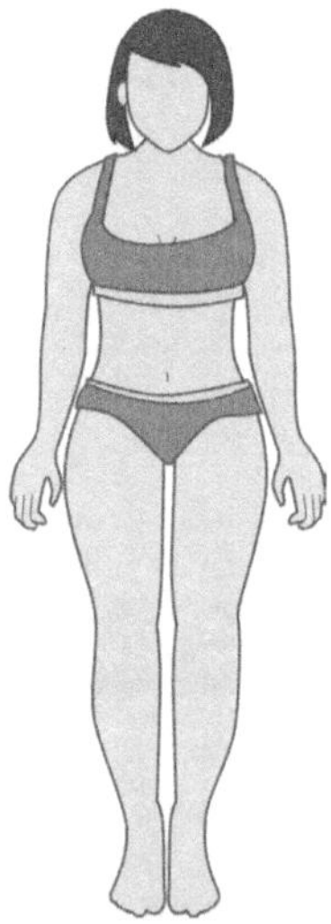

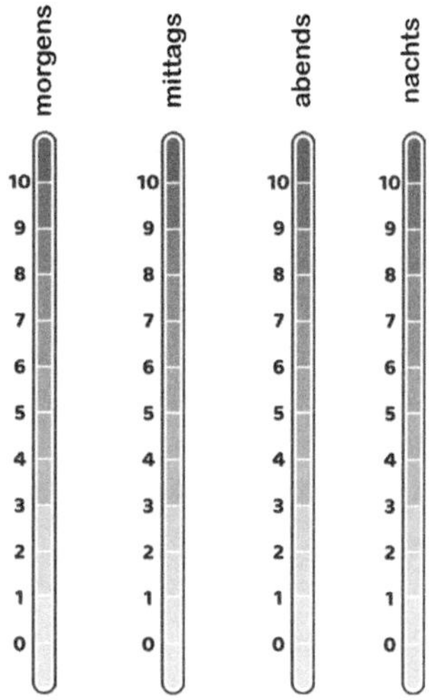

Schmerzskala
0=kein Schmerz 10=starker

Art des Schmerzes

- ○ pulsierend
- ○ stechend
- ○ kribbelnd
- ○ beidseitig
- ○ ausstrahlend
- ○ pochend
- ○ drückend
- ○ brennend
- ○ einseitig
- ○

Begleitsymptome

- ○ ....
- ○ ....
- ○ ....
- ○ ....

sonstiges Befinden

- Schlaf
- Stuhlgang
- Wohlbefinden
- Beeinträchtigung

vermutete Auslöser

- ○ ....
- ○ ....
- ○ ....
- ○ ....

Was hat geholfen

....

....

....

....

Medikamente & Nahrungsergänzungen mit Dosierung	morgens	mittags	abends	nachts

Was habe ich gegessen?

....

....

....

....

....

....

....

....

Sport & Bewegung - Behandlungen & Therapie

....

....

....

....

Getrunkene Wassermenge je 0,5 L

Empfehlung mind. 3 L pro Tag

Bemerkungen & Notizen

....

....

....

....

Gesamt Schmerzbewertung des Tages

0 1 2 3 4 5 6 7 8 9 10

Datum		Wetter	
		Temperatur	

Wo ist der Schmerz? Wie stark ist er?

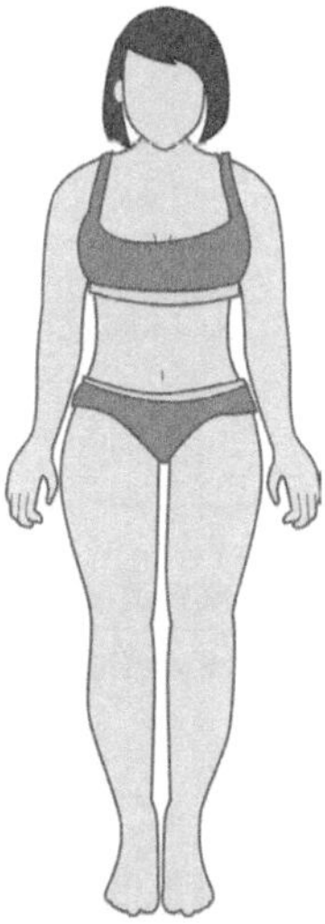

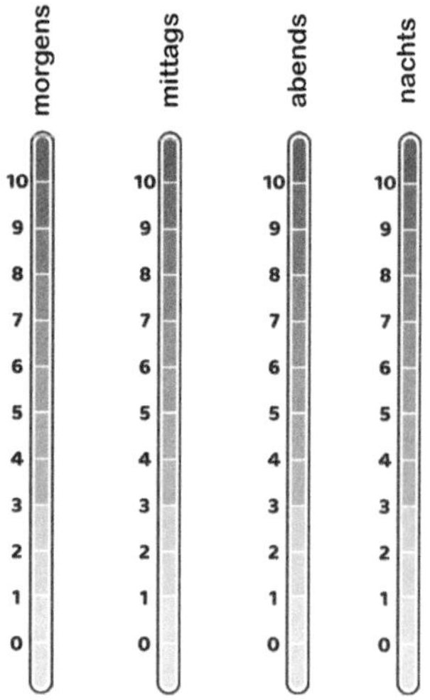

Schmerzskala
0=kein Schmerz 10=starker

Art des Schmerzes

○ pulsierend	○ stechend	○ kribbelnd	○ beidseitig	○ ausstrahlend
○ pochend	○ drückend	○ brennend	○ einseitig	○

Begleitsymptome

○ ....

○ ....

○ ....

○ ....

sonstiges Befinden

Schlaf	☺	😐	☹
Stuhlgang	☺	😐	☹
Wohlbefinden	☺	😐	☹
Beeinträchtigung	☺	😐	☹

vermutete Auslöser

○ ....

○ ....

○ ....

○ ....

Was hat geholfen

....

....

....

....

Medikamente & Nahrungs-ergänzungen mit Dosierung	morgens	mittags	abends	nachts

Was habe ich gegessen?

....

....

....

....

....

....

....

....

Sport & Bewegung - Behandlungen & Therapie

....

....

....

....

Getrunkene Wassermenge je 0,5 L
Empfehlung mind. 3 L pro Tag

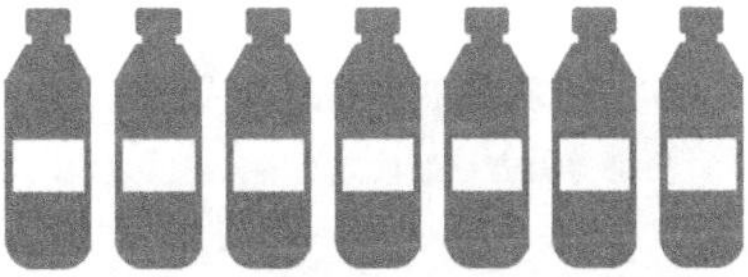

Bemerkungen & Notizen

....

....

....

....

Gesamt Schmerzbewertung des Tages

0 1 2 3 4 5 6 7 8 9 10

Datum		Wetter	
		Temperatur	

Wo ist der Schmerz? Wie stark ist er?

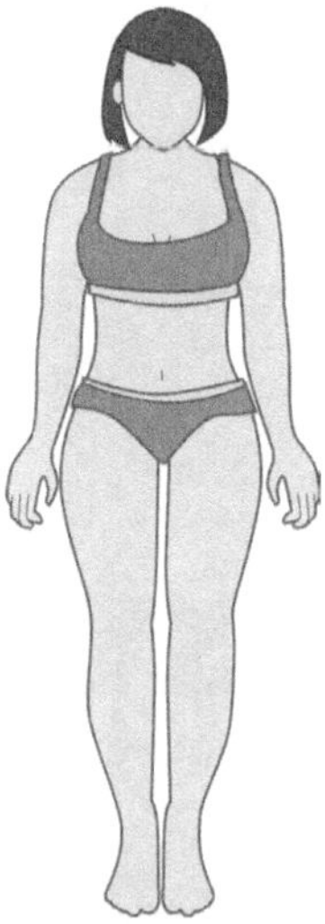

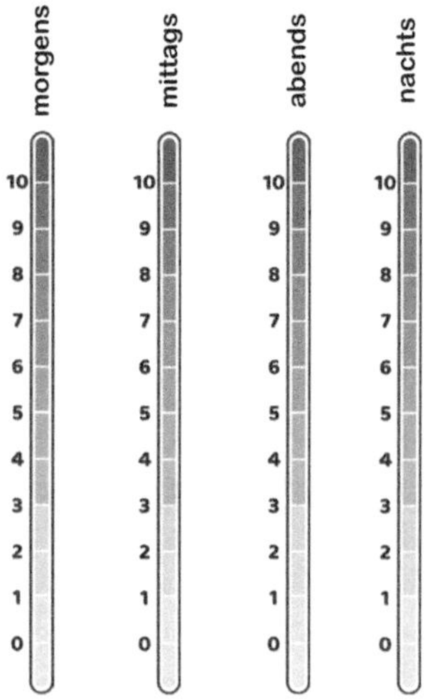

Schmerzskala
0=kein Schmerz 10=starker

Art des Schmerzes

- ○ pulsierend
- ○ stechend
- ○ kribbelnd
- ○ beidseitig
- ○ ausstrahlend
- ○ pochend
- ○ drückend
- ○ brennend
- ○ einseitig
- ○

Begleitsymptome

- ○
- ○
- ○
- ○

sonstiges Befinden

Schlaf
Stuhlgang
Wohlbefinden
Beeinträchtigung

vermutete Auslöser

- ○
- ○
- ○
- ○

Was hat geholfen

Medikamente & Nahrungs-ergänzungen mit Dosierung	morgens	mittags	abends	nachts

Was habe ich gegessen?

....

....

....

....

....

....

....

....

....

Sport & Bewegung - Behandlungen & Therapie

....

....

....

....

Getrunkene Wassermenge je 0,5 L

Empfehlung mind. 3 L pro Tag

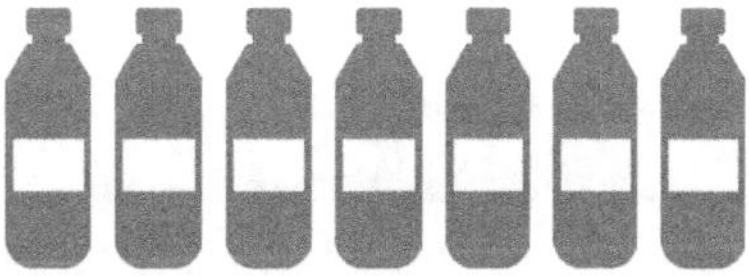

Bemerkungen & Notizen

....

....

....

....

Gesamt Schmerzbewertung des Tages

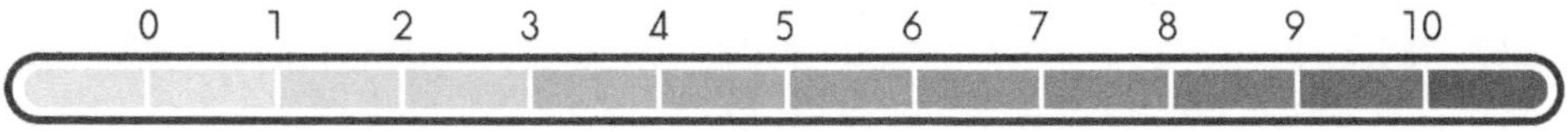

Datum		Wetter	
		Temperatur	

Wo ist der Schmerz? Wie stark ist er?

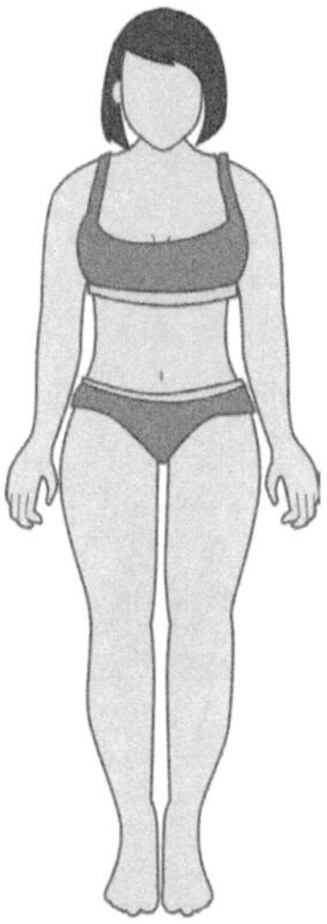

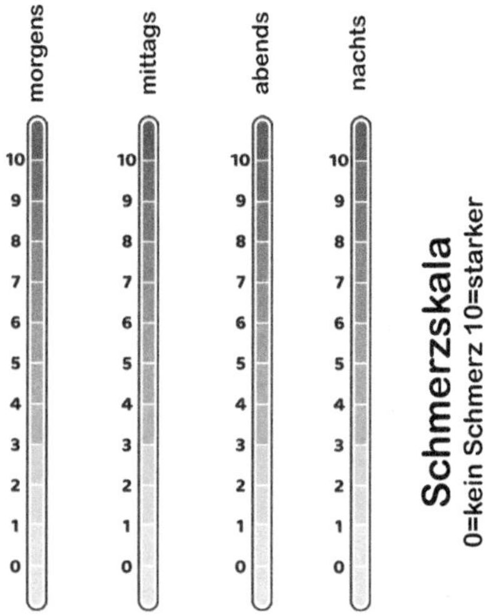

Art des Schmerzes

- ◯ pulsierend
- ◯ stechend
- ◯ kribbelnd
- ◯ beidseitig
- ◯ ausstrahlend
- ◯ pochend
- ◯ drückend
- ◯ brennend
- ◯ einseitig
- ◯

Begleitsymptome

- ◯ ....
- ◯ ....
- ◯ ....
- ◯ ....

sonstiges Befinden

Schlaf

Stuhlgang

Wohlbefinden

Beeinträchtigung

vermutete Auslöser

- ◯ ....
- ◯ ....
- ◯ ....
- ◯ ....

Was hat geholfen

....

....

....

....

Medikamente & Nahrungs-ergänzungen mit Dosierung	morgens	mittags	abends	nachts

Was habe ich gegessen?

Sport & Bewegung - Behandlungen & Therapie

Getrunkene Wassermenge je 0,5 L

Empfehlung mind. 3 L pro Tag

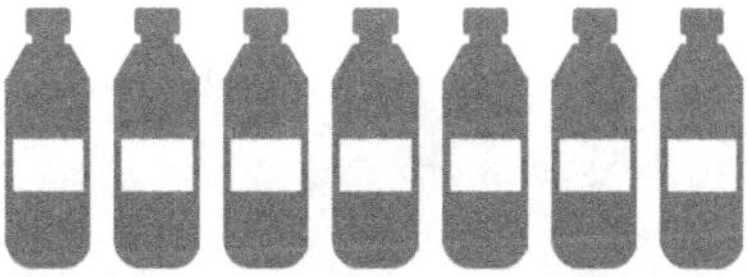

Bemerkungen & Notizen

Gesamt Schmerzbewertung des Tages

0 1 2 3 4 5 6 7 8 9 10

Datum		Wetter	
		Temperatur	

Wo ist der Schmerz? Wie stark ist er?

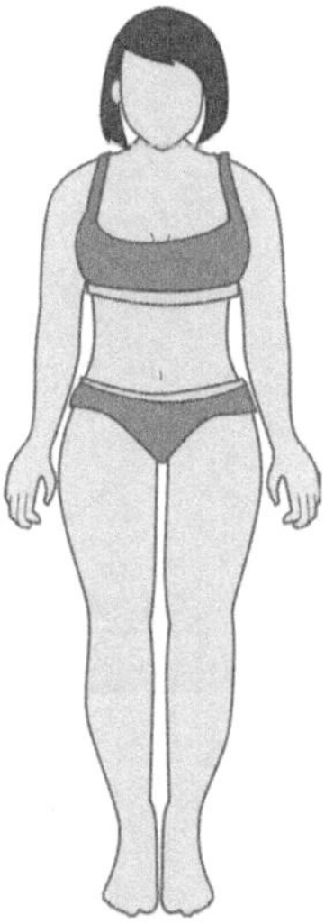

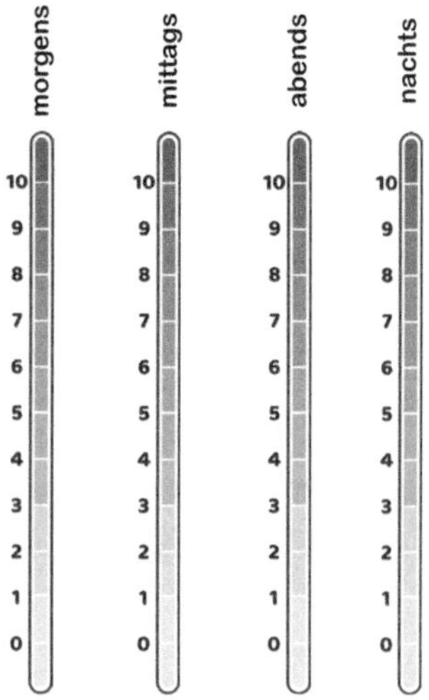

Schmerzskala
0=kein Schmerz 10=starker

Art des Schmerzes

- ○ **pulsierend**
- ○ **stechend**
- ○ **kribbelnd**
- ○ **beidseitig**
- ○ **ausstrahlend**
- ○ **pochend**
- ○ **drückend**
- ○ **brennend**
- ○ **einseitig**
- ○

Begleitsymptome

- ○
- ○
- ○
- ○

sonstiges Befinden

Schlaf

Stuhlgang

Wohlbefinden

Beeinträchtigung

vermutete Auslöser

- ○
- ○
- ○
- ○

Was hat geholfen

Medikamente & Nahrungs-ergänzungen mit Dosierung	morgens	mittags	abends	nachts

Was habe ich gegessen?

....

....

....

....

....

....

....

....

....

Sport & Bewegung - Behandlungen & Therapie

....

....

....

....

Getrunkene Wassermenge je 0,5 L

Empfehlung mind. 3 L pro Tag

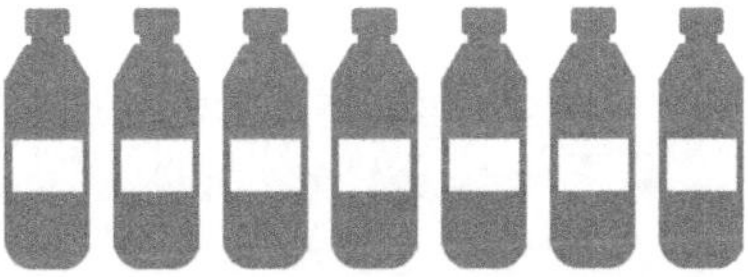

Bemerkungen & Notizen

....

....

....

....

Gesamt Schmerzbewertung des Tages

0 1 2 3 4 5 6 7 8 9 10

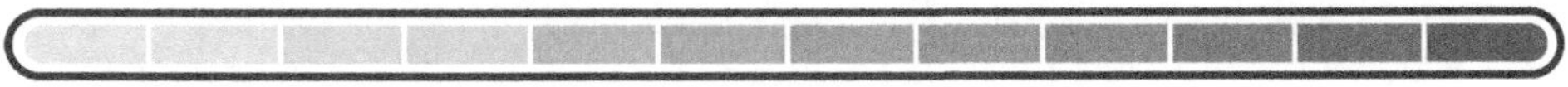

Datum		Wetter	
		Temperatur	

Wo ist der Schmerz? Wie stark ist er?

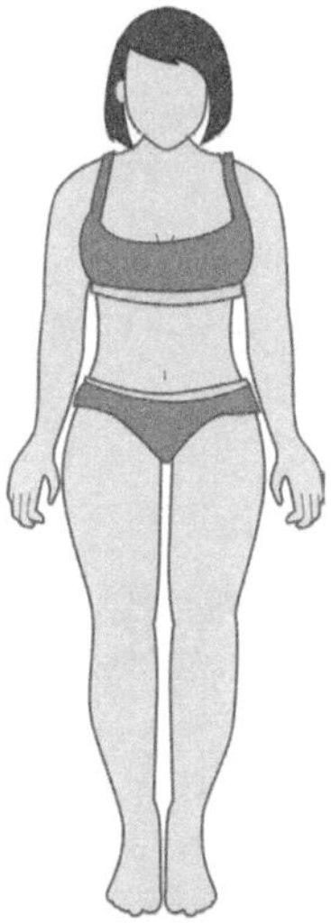

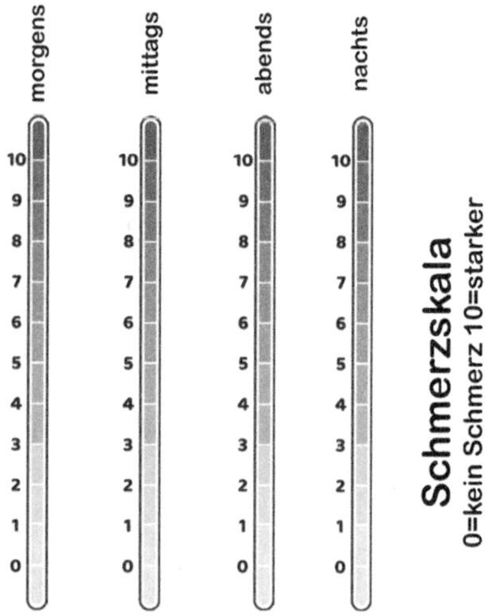

Art des Schmerzes

○ pulsierend ○ stechend ○ kribbelnd ○ beidseitig ○ ausstrahlend

○ pochend ○ drückend ○ brennend ○ einseitig ○

Begleitsymptome

○

○

○

○

sonstiges Befinden

Schlaf

Stuhlgang

Wohlbefinden

Beeinträchtigung

vermutete Auslöser

○

○

○

○

Was hat geholfen

Medikamente & Nahrungs-ergänzungen mit Dosierung	morgens	mittags	abends	nachts

Was habe ich gegessen?

Sport & Bewegung - Behandlungen & Therapie

Getrunkene Wassermenge je 0,5 L

Empfehlung mind. 3 L pro Tag

Bemerkungen & Notizen

Gesamt Schmerzbewertung des Tages

0 1 2 3 4 5 6 7 8 9 10

Datum		Wetter	
		Temperatur	

Wo ist der Schmerz? Wie stark ist er?

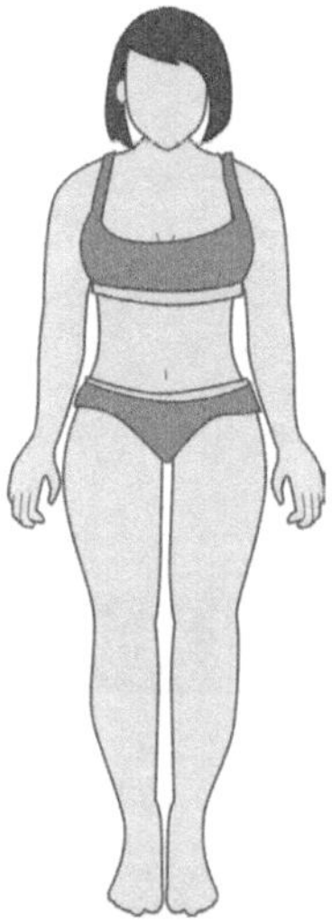

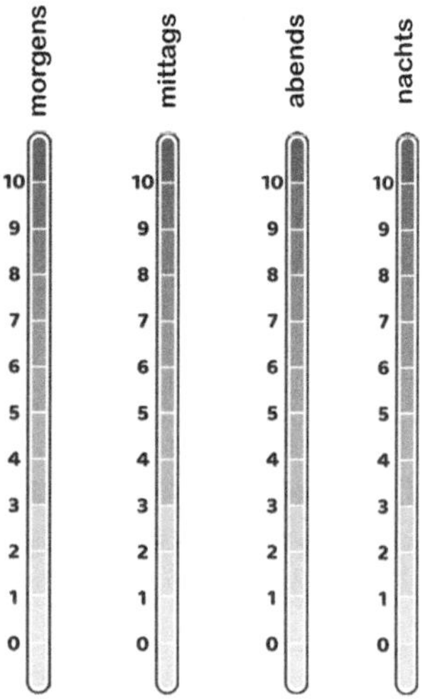

Schmerzskala
0=kein Schmerz 10=starker

Art des Schmerzes

- ○ pulsierend
- ○ stechend
- ○ kribbelnd
- ○ beidseitig
- ○ ausstrahlend
- ○ pochend
- ○ drückend
- ○ brennend
- ○ einseitig
- ○

Begleitsymptome

- ○ ....
- ○ ....
- ○ ....
- ○ ....

sonstiges Befinden

Schlaf

Stuhlgang

Wohlbefinden

Beeinträchtigung

vermutete Auslöser

- ○ ....
- ○ ....
- ○ ....
- ○ ....

Was hat geholfen

....

....

....

....

Medikamente & Nahrungs-ergänzungen mit Dosierung	morgens	mittags	abends	nachts

Was habe ich gegessen?

....

....

....

....

....

....

....

....

....

Sport & Bewegung - Behandlungen & Therapie

....

....

....

....

Getrunkene Wassermenge je 0,5 L

Empfehlung mind. 3 L pro Tag

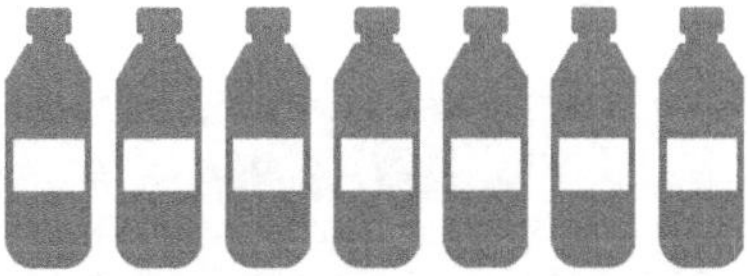

Bemerkungen & Notizen

....

....

....

....

Gesamt Schmerzbewertung des Tages

0 1 2 3 4 5 6 7 8 9 10

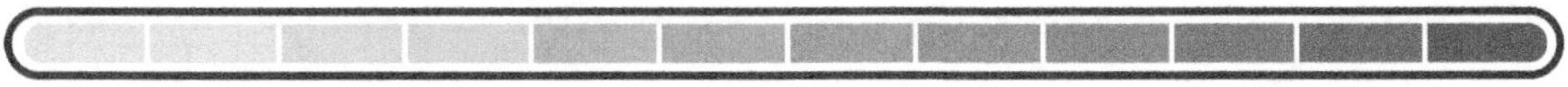

Datum		Wetter	
		Temperatur	

Wo ist der Schmerz? Wie stark ist er?

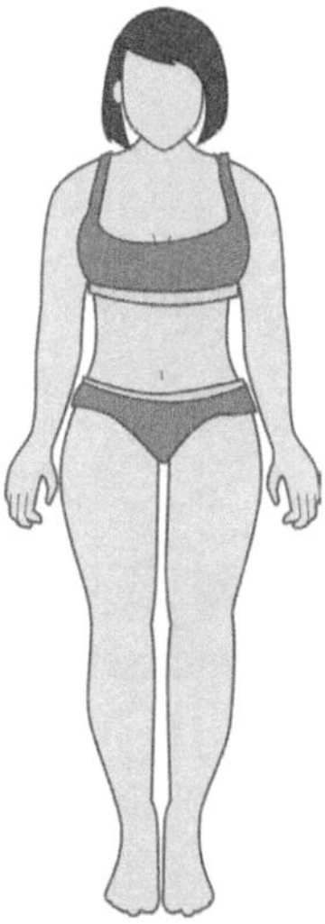

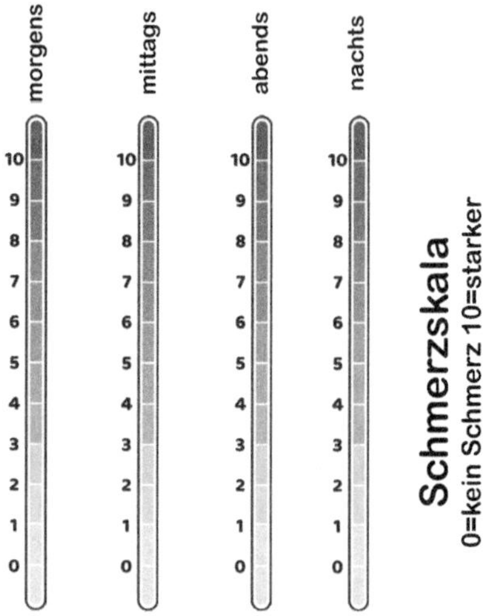

Art des Schmerzes

- ○ pulsierend
- ○ stechend
- ○ kribbelnd
- ○ beidseitig
- ○ ausstrahlend
- ○ pochend
- ○ drückend
- ○ brennend
- ○ einseitig
- ○

Begleitsymptome

- ○
- ○
- ○
- ○

sonstiges Befinden

Schlaf

Stuhlgang

Wohlbefinden

Beeinträchtigung

vermutete Auslöser

- ○
- ○
- ○
- ○

Was hat geholfen

Medikamente & Nahrungs-ergänzungen mit Dosierung	morgens	mittags	abends	nachts

Was habe ich gegessen?

....

....

....

....

....

....

....

....

....

Sport & Bewegung - Behandlungen & Therapie

....

....

....

....

Getrunkene Wassermenge je 0,5 L

Empfehlung mind. 3 L pro Tag

Bemerkungen & Notizen

....

....

....

....

Gesamt Schmerzbewertung des Tages

0 1 2 3 4 5 6 7 8 9 10

Datum		Wetter	
		Temperatur	

Wo ist der Schmerz? Wie stark ist er?

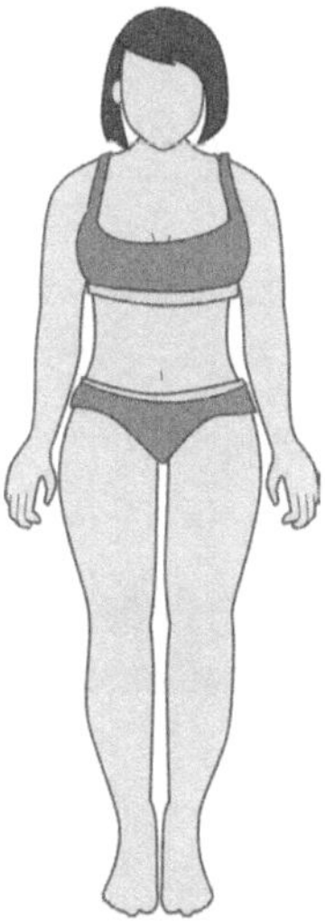

	morgens	mittags	abends	nachts
10				
9				
8				
7				
6				
5				
4				
3				
2				
1				
0				

Schmerzskala
0=kein Schmerz 10=starker

Art des Schmerzes

- ○ pulsierend
- ○ stechend
- ○ kribbelnd
- ○ beidseitig
- ○ ausstrahlend
- ○ pochend
- ○ drückend
- ○ brennend
- ○ einseitig
- ○

Begleitsymptome

- ○ ....
- ○ ....
- ○ ....
- ○ ....

sonstiges Befinden

Schlaf

Stuhlgang

Wohlbefinden

Beeinträchtigung

vermutete Auslöser

- ○ ....
- ○ ....
- ○ ....
- ○ ....

Was hat geholfen

....

....

....

....

Medikamente & Nahrungsergänzungen mit Dosierung	morgens	mittags	abends	nachts

Was habe ich gegessen?

....

....

....

....

....

....

....

....

....

Sport & Bewegung - Behandlungen & Therapie

....

....

....

....

Getrunkene Wassermenge je 0,5 L

Empfehlung mind. 3 L pro Tag

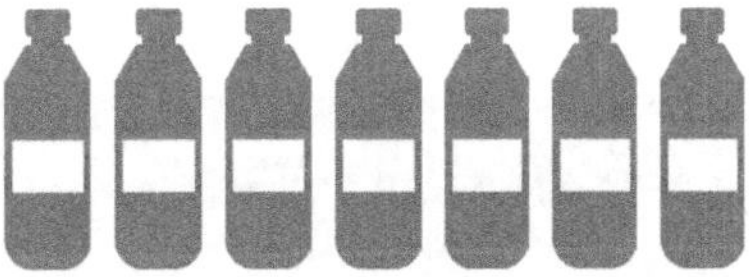

Bemerkungen & Notizen

....

....

....

....

Gesamt Schmerzbewertung des Tages

0 1 2 3 4 5 6 7 8 9 10

Datum		Wetter	
		Temperatur	

Wo ist der Schmerz? Wie stark ist er?

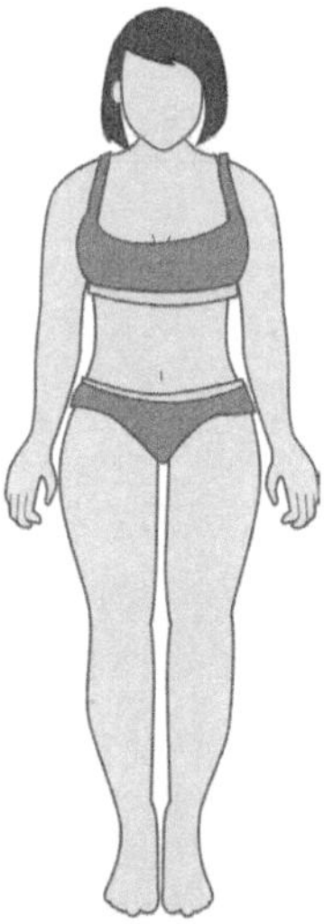

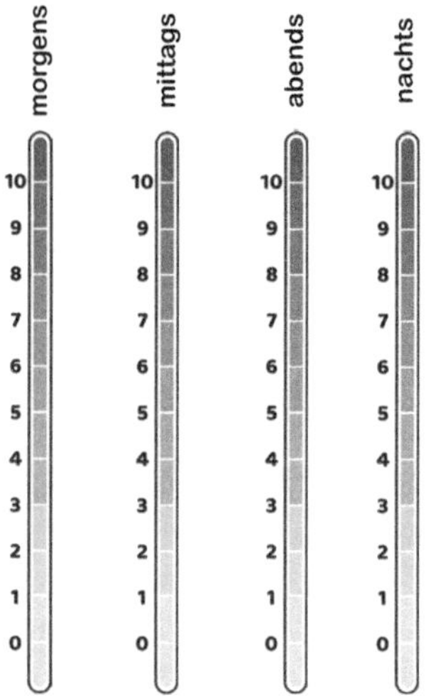

Schmerzskala
0=kein Schmerz 10=starker

Art des Schmerzes

○ pulsierend ○ stechend ○ kribbelnd ○ beidseitig ○ ausstrahlend

○ pochend ○ drückend ○ brennend ○ einseitig ○

Begleitsymptome

○ ....
○ ....
○ ....
○ ....

sonstiges Befinden

Schlaf

Stuhlgang

Wohlbefinden

Beeinträchtigung

vermutete Auslöser

○ ....
○ ....
○ ....
○ ....

Was hat geholfen

....
....
....
....

Medikamente & Nahrungs-ergänzungen mit Dosierung	morgens	mittags	abends	nachts

Was habe ich gegessen?

Sport & Bewegung - Behandlungen & Therapie

Getrunkene Wassermenge je 0,5 L

Empfehlung mind. 3 L pro Tag

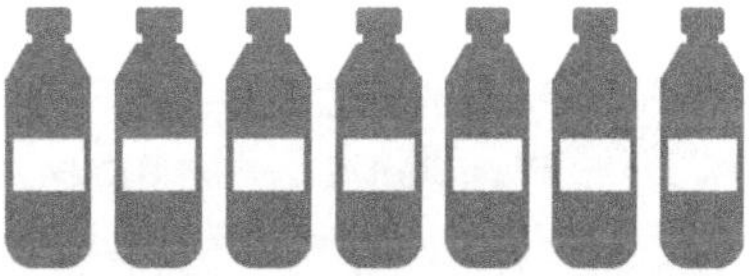

Bemerkungen & Notizen

Gesamt Schmerzbewertung des Tages

0 1 2 3 4 5 6 7 8 9 10

Datum		Wetter	
		Temperatur	

Wo ist der Schmerz? Wie stark ist er?

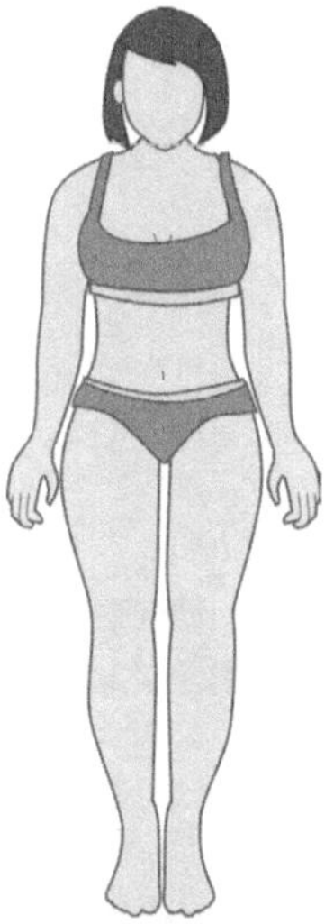

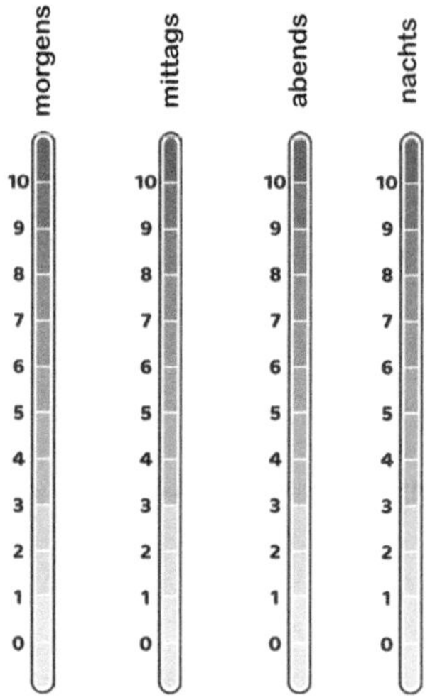

Schmerzskala
0=kein Schmerz 10=starker

Art des Schmerzes

○ pulsierend ○ stechend ○ kribbelnd ○ beidseitig ○ ausstrahlend

○ pochend ○ drückend ○ brennend ○ einseitig ○

Begleitsymptome

○

○

○

○

sonstiges Befinden

Schlaf ☺ 😐 ☹

Stuhlgang ☺ 😐 ☹

Wohlbefinden ☺ 😐 ☹

Beeinträchtigung ☺ 😐 ☹

vermutete Auslöser

○

○

○

○

Was hat geholfen

Medikamente & Nahrungs- ergänzungen mit Dosierung	morgens	mittags	abends	nachts

Was habe ich gegessen?

....

....

....

....

....

....

....

....

....

Sport & Bewegung - Behandlungen & Therapie

....

....

....

....

Getrunkene Wassermenge je 0,5 L

Empfehlung mind. 3 L pro Tag

Bemerkungen & Notizen

....

....

....

....

Gesamt Schmerzbewertung des Tages

0 1 2 3 4 5 6 7 8 9 10

Datum		Wetter	
		Temperatur	

Wo ist der Schmerz? Wie stark ist er?

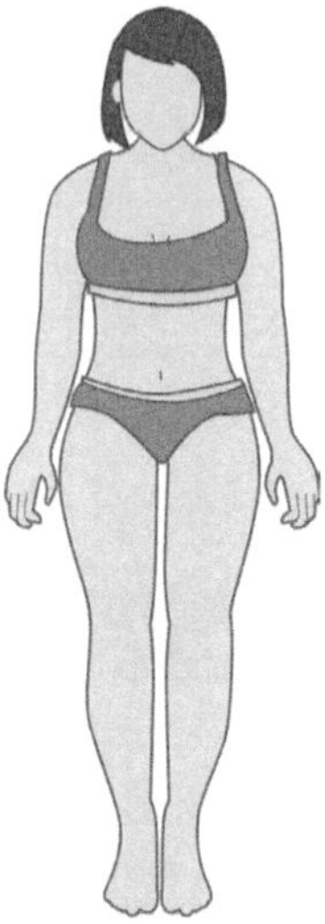

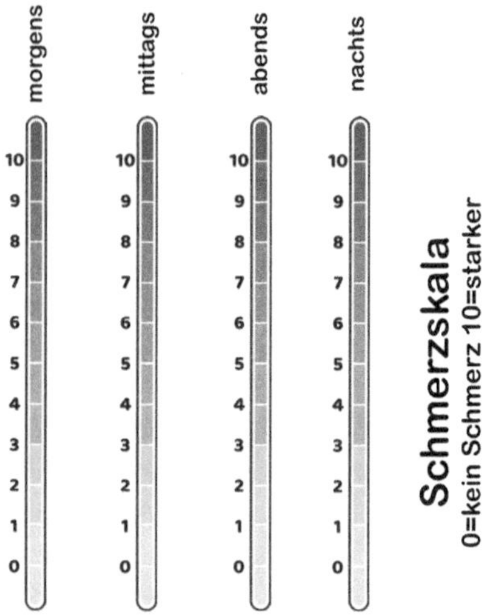

Art des Schmerzes

○ pulsierend ○ stechend ○ kribbelnd ○ beidseitig ○ ausstrahlend

○ pochend ○ drückend ○ brennend ○ einseitig ○

Begleitsymptome

○ ....

○ ....

○ ....

○ ....

sonstiges Befinden

Schlaf ☺ 😐 ☹

Stuhlgang ☺ 😐 ☹

Wohlbefinden ☺ 😐 ☹

Beeinträchtigung ☺ 😐 ☹

vermutete Auslöser

○ ....

○ ....

○ ....

○ ....

Was hat geholfen

....

....

....

....

Medikamente & Nahrungs-ergänzungen mit Dosierung	morgens	mittags	abends	nachts

Was habe ich gegessen?

....

....

....

....

....

....

....

....

....

Sport & Bewegung - Behandlungen & Therapie

....

....

....

....

Getrunkene Wassermenge je 0,5 L

Empfehlung mind. 3 L pro Tag

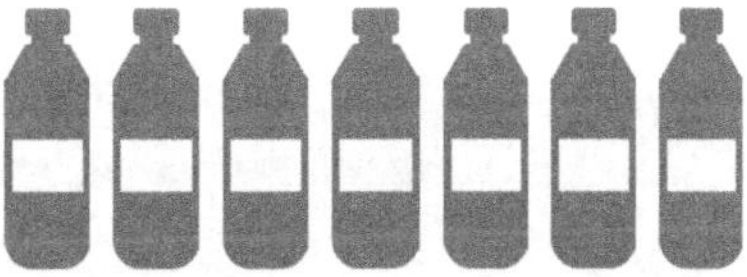

Bemerkungen & Notizen

....

....

....

....

Gesamt Schmerzbewertung des Tages

0 1 2 3 4 5 6 7 8 9 10

Datum		Wetter	
		Temperatur	

Wo ist der Schmerz? Wie stark ist er?

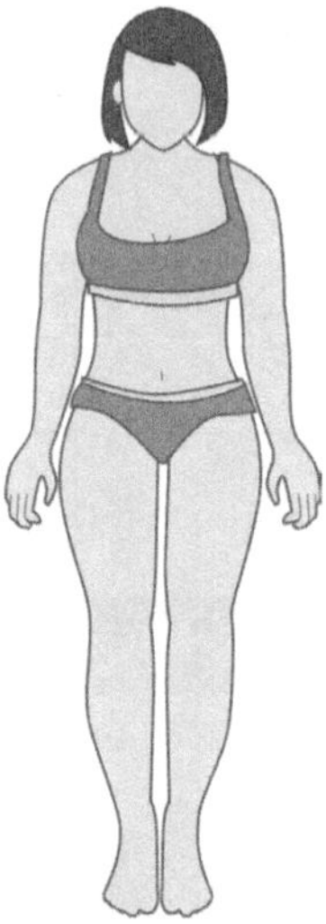

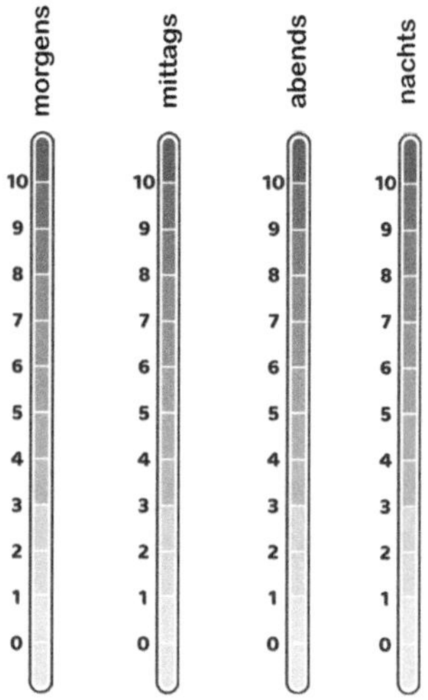

Schmerzskala
0=kein Schmerz 10=starker

Art des Schmerzes

- ○ pulsierend
- ○ stechend
- ○ kribbelnd
- ○ beidseitig
- ○ ausstrahlend
- ○ pochend
- ○ drückend
- ○ brennend
- ○ einseitig
- ○

Begleitsymptome

- ○ ....
- ○ ....
- ○ ....
- ○ ....

sonstiges Befinden

Schlaf

Stuhlgang

Wohlbefinden

Beeinträchtigung

vermutete Auslöser

- ○ ....
- ○ ....
- ○ ....
- ○ ....

Was hat geholfen

....

....

....

....

Medikamente & Nahrungs-ergänzungen mit Dosierung	morgens	mittags	abends	nachts

Was habe ich gegessen?

Sport & Bewegung - Behandlungen & Therapie

Getrunkene Wassermenge je 0,5 L

Empfehlung mind. 3 L pro Tag

Bemerkungen & Notizen

Gesamt Schmerzbewertung des Tages

0 1 2 3 4 5 6 7 8 9 10

Datum		Wetter	
		Temperatur	

Wo ist der Schmerz? Wie stark ist er?

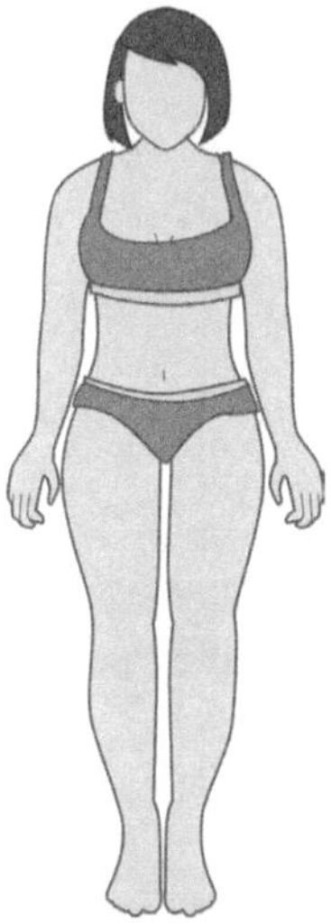

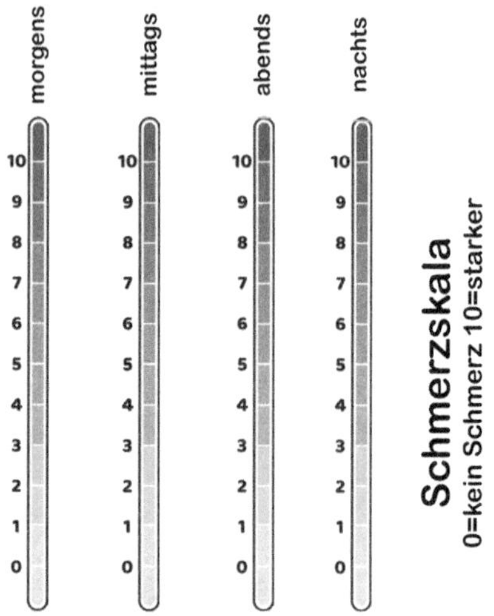

Art des Schmerzes

○ pulsierend	○ stechend	○ kribbelnd	○ beidseitig	○ ausstrahlend
○ pochend	○ drückend	○ brennend	○ einseitig	○

Begleitsymptome

○ ....

○ ....

○ ....

○ ....

sonstiges Befinden

Schlaf

Stuhlgang

Wohlbefinden

Beeinträchtigung

vermutete Auslöser

○ ....

○ ....

○ ....

○ ....

Was hat geholfen

....

....

....

....

Medikamente & Nahrungs-ergänzungen mit Dosierung	morgens	mittags	abends	nachts

Was habe ich gegessen?

Sport & Bewegung - Behandlungen & Therapie

Getrunkene Wassermenge je 0,5 L

Empfehlung mind. 3 L pro Tag

Bemerkungen & Notizen

Gesamt Schmerzbewertung des Tages

0 1 2 3 4 5 6 7 8 9 10

Datum		Wetter	
		Temperatur	

Wo ist der Schmerz? Wie stark ist er?

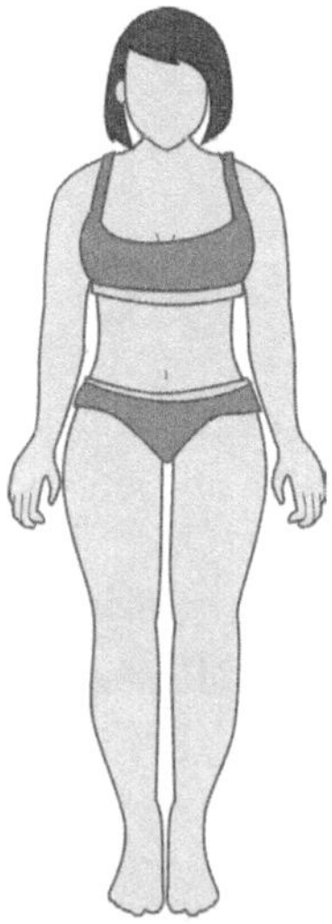

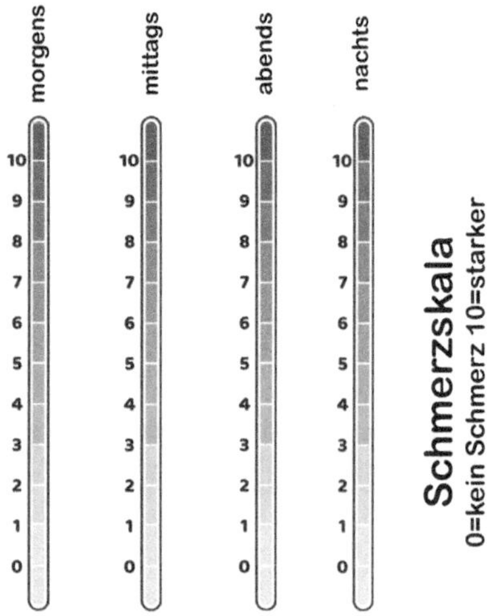

Art des Schmerzes

○ pulsierend ○ stechend ○ kribbelnd ○ beidseitig ○ ausstrahlend

○ pochend ○ drückend ○ brennend ○ einseitig ○

Begleitsymptome

○ ....

○ ....

○ ....

○ ....

sonstiges Befinden

Schlaf ☺ 😐 ☹

Stuhlgang ☺ 😐 ☹

Wohlbefinden ☺ 😐 ☹

Beeinträchtigung ☺ 😐 ☹

vermutete Auslöser

○ ....

○ ....

○ ....

○ ....

Was hat geholfen

....

....

....

....

Medikamente & Nahrungs-ergänzungen mit Dosierung	morgens	mittags	abends	nachts

Was habe ich gegessen?

Sport & Bewegung - Behandlungen & Therapie

Getrunkene Wassermenge je 0,5 L

Empfehlung mind. 3 L pro Tag

Bemerkungen & Notizen

Gesamt Schmerzbewertung des Tages

0 1 2 3 4 5 6 7 8 9 10

Datum		Wetter	
		Temperatur	

Wo ist der Schmerz? Wie stark ist er?

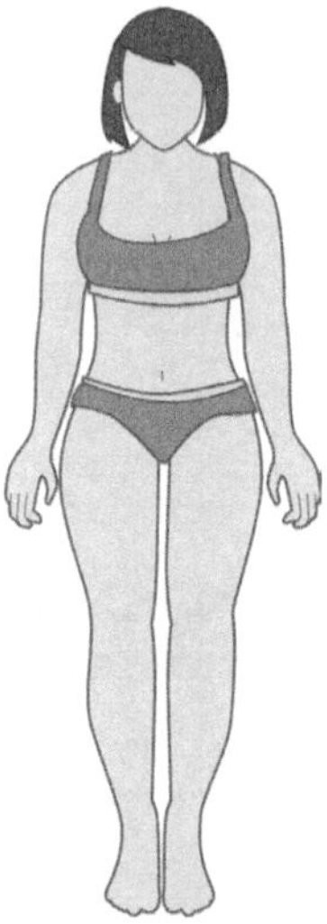

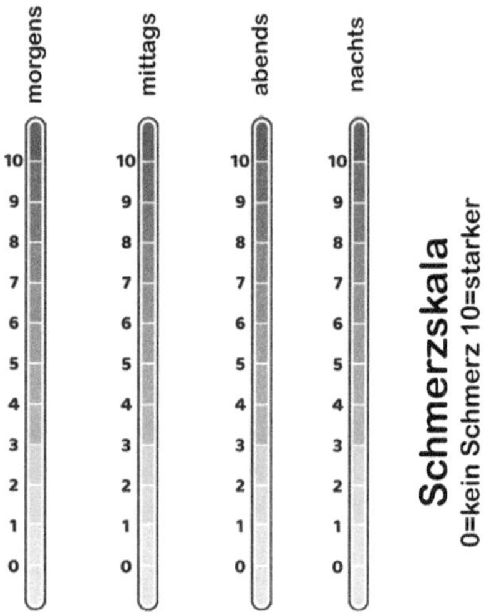

Art des Schmerzes

- ○ pulsierend
- ○ stechend
- ○ kribbelnd
- ○ beidseitig
- ○ ausstrahlend
- ○ pochend
- ○ drückend
- ○ brennend
- ○ einseitig
- ○

Begleitsymptome

- ○
- ○
- ○
- ○

sonstiges Befinden

Schlaf

Stuhlgang

Wohlbefinden

Beeinträchtigung

vermutete Auslöser

- ○
- ○
- ○
- ○

Was hat geholfen

Medikamente & Nahrungs-ergänzungen mit Dosierung	morgens	mittags	abends	nachts

Was habe ich gegessen?

....

....

....

....

....

....

....

....

....

Sport & Bewegung - Behandlungen & Therapie

....

....

....

....

Getrunkene Wassermenge je 0,5 L

Empfehlung mind. 3 L pro Tag

Bemerkungen & Notizen

....

....

....

....

Gesamt Schmerzbewertung des Tages

0 1 2 3 4 5 6 7 8 9 10

Datum		Wetter	
		Temperatur	

Wo ist der Schmerz? Wie stark ist er?

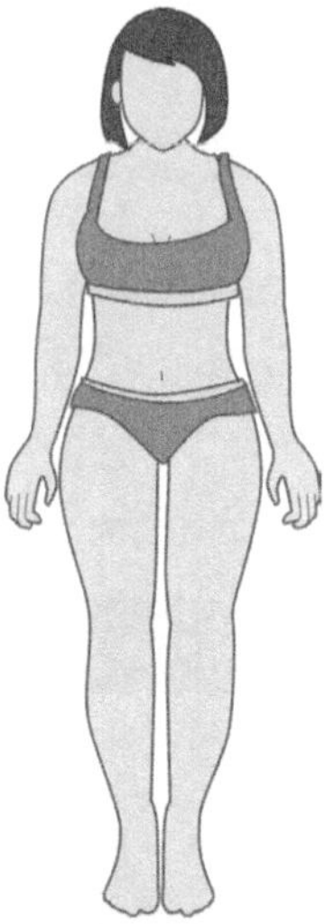

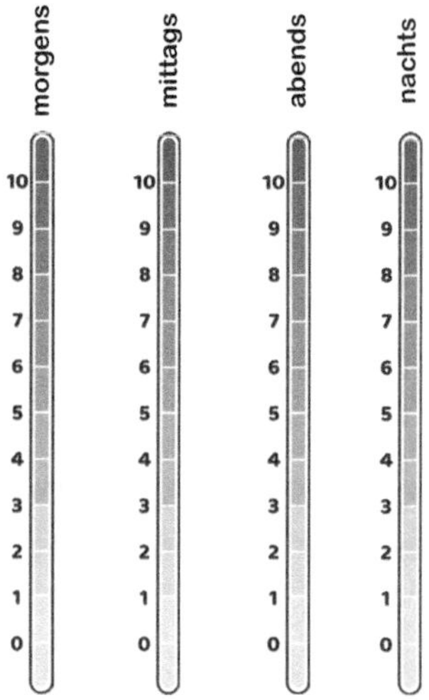

Schmerzskala
0=kein Schmerz 10=starker

Art des Schmerzes

- ○ pulsierend
- ○ stechend
- ○ kribbelnd
- ○ beidseitig
- ○ ausstrahlend
- ○ pochend
- ○ drückend
- ○ brennend
- ○ einseitig
- ○

Begleitsymptome

- ○ ....
- ○ ....
- ○ ....
- ○ ....

sonstiges Befinden

Schlaf

Stuhlgang

Wohlbefinden

Beeinträchtigung

vermutete Auslöser

- ○ ....
- ○ ....
- ○ ....
- ○ ....

Was hat geholfen

....

....

....

....

Medikamente & Nahrungs-ergänzungen mit Dosierung	morgens	mittags	abends	nachts

Was habe ich gegessen?

....

Sport & Bewegung - Behandlungen & Therapie

....

Getrunkene Wassermenge je 0,5 L

Empfehlung mind. 3 L pro Tag

Bemerkungen & Notizen

....

Gesamt Schmerzbewertung des Tages

0 1 2 3 4 5 6 7 8 9 10

Datum		Wetter	
		Temperatur	

Wo ist der Schmerz? Wie stark ist er?

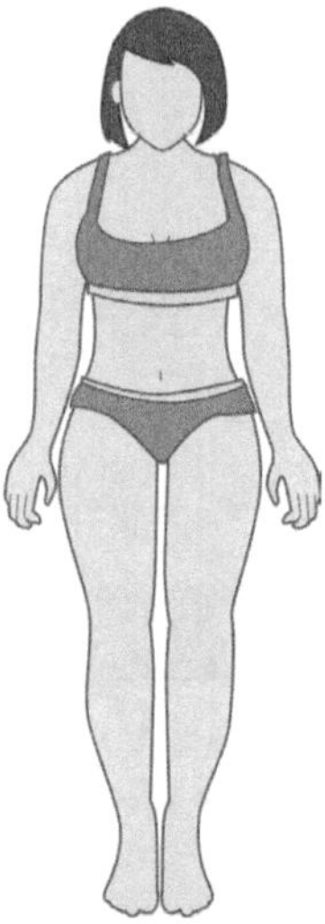

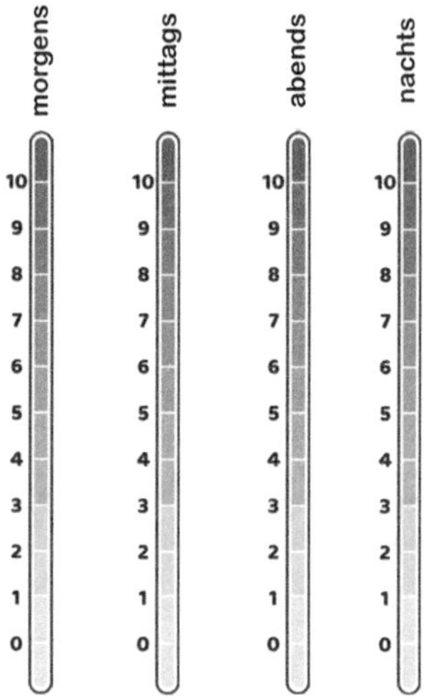

Schmerzskala
0=kein Schmerz 10=starker

Art des Schmerzes

- ○ pulsierend
- ○ stechend
- ○ kribbelnd
- ○ beidseitig
- ○ ausstrahlend
- ○ pochend
- ○ drückend
- ○ brennend
- ○ einseitig
- ○

Begleitsymptome

- ○
- ○
- ○
- ○

sonstiges Befinden

- Schlaf
- Stuhlgang
- Wohlbefinden
- Beeinträchtigung

vermutete Auslöser

- ○
- ○
- ○
- ○

Was hat geholfen

Medikamente & Nahrungs-ergänzungen mit Dosierung	morgens	mittags	abends	nachts

Was habe ich gegessen?

Sport & Bewegung - Behandlungen & Therapie

Getrunkene Wassermenge je 0,5 L

Empfehlung mind. 3 L pro Tag

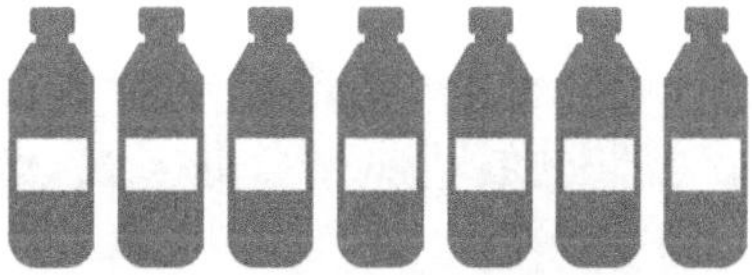

Bemerkungen & Notizen

Gesamt Schmerzbewertung des Tages

0 1 2 3 4 5 6 7 8 9 10

Datum		Wetter	
		Temperatur	

Wo ist der Schmerz? Wie stark ist er?

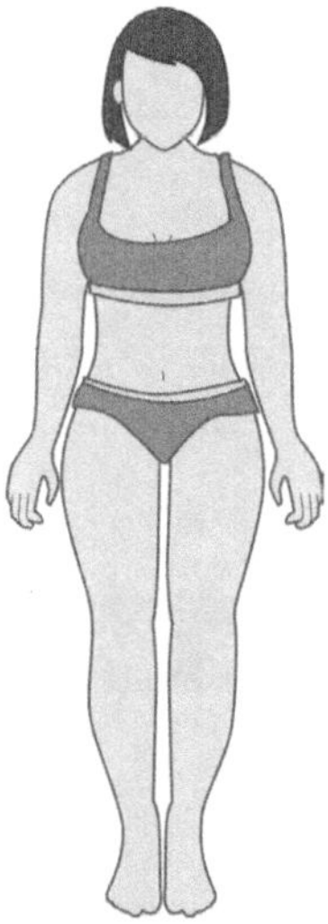

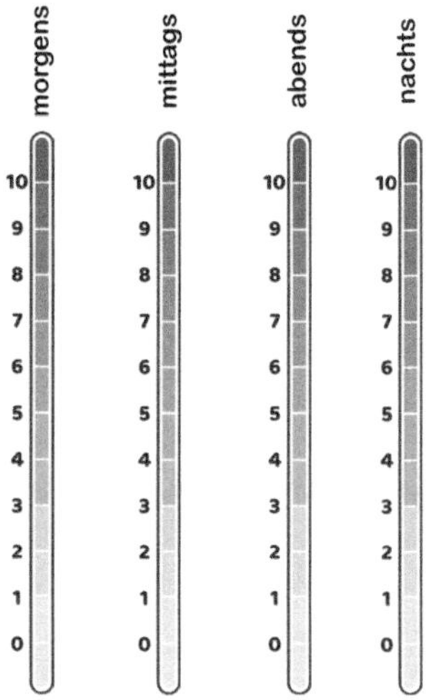

Schmerzskala
0=kein Schmerz 10=starker

Art des Schmerzes

- ○ pulsierend
- ○ stechend
- ○ kribbelnd
- ○ beidseitig
- ○ ausstrahlend
- ○ pochend
- ○ drückend
- ○ brennend
- ○ einseitig
- ○

Begleitsymptome

- ○ ....
- ○ ....
- ○ ....
- ○ ....

sonstiges Befinden

Schlaf ☺ 😐 ☹

Stuhlgang ☺ 😐 ☹

Wohlbefinden ☺ 😐 ☹

Beeinträchtigung ☺ 😐 ☹

vermutete Auslöser

- ○ ....
- ○ ....
- ○ ....
- ○ ....

Was hat geholfen

....

....

....

....

Medikamente & Nahrungs-ergänzungen mit Dosierung	morgens	mittags	abends	nachts

Was habe ich gegessen?

Sport & Bewegung - Behandlungen & Therapie

Getrunkene Wassermenge je 0,5 L

Empfehlung mind. 3 L pro Tag

Bemerkungen & Notizen

Gesamt Schmerzbewertung des Tages

0 1 2 3 4 5 6 7 8 9 10

Datum		Wetter	
		Temperatur	

Wo ist der Schmerz? Wie stark ist er?

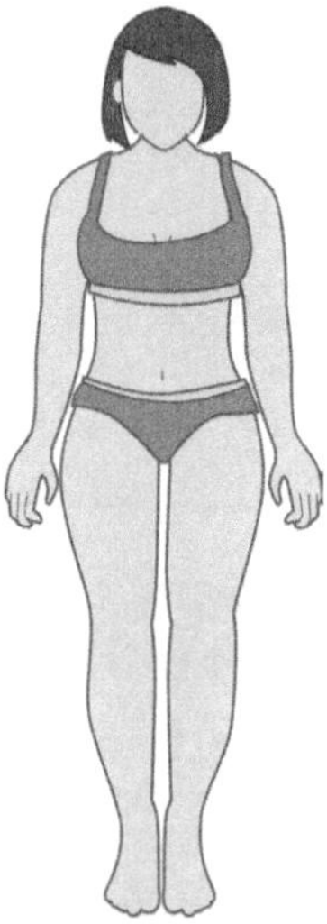

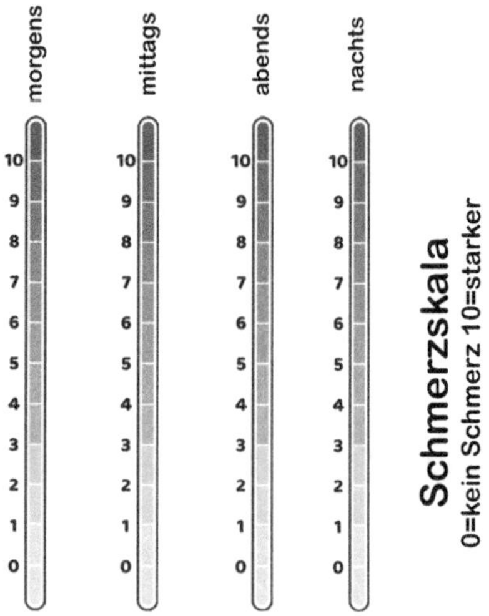

Art des Schmerzes

○ pulsierend ○ stechend ○ kribbelnd ○ beidseitig ○ ausstrahlend

○ pochend ○ drückend ○ brennend ○ einseitig ○

Begleitsymptome

○ ....

○ ....

○ ....

○ ....

sonstiges Befinden

Schlaf

Stuhlgang

Wohlbefinden

Beeinträchtigung

vermutete Auslöser

○ ....

○ ....

○ ....

○ ....

Was hat geholfen

....

....

....

....

Medikamente & Nahrungs-ergänzungen mit Dosierung	morgens	mittags	abends	nachts

Was habe ich gegessen?

....

....

....

....

....

....

....

....

....

Sport & Bewegung - Behandlungen & Therapie

....

....

....

....

Getrunkene Wassermenge je 0,5 L

Empfehlung mind. 3 L pro Tag

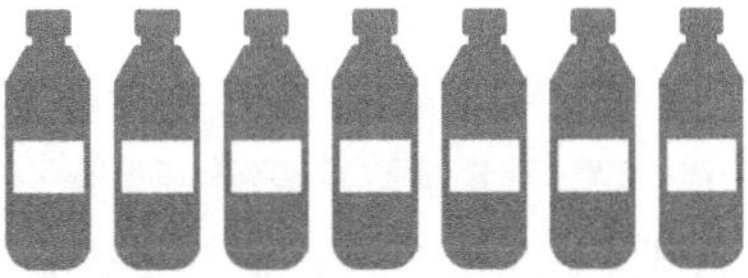

Bemerkungen & Notizen

....

....

....

....

Gesamt Schmerzbewertung des Tages

0 1 2 3 4 5 6 7 8 9 10

Datum		Wetter	
		Temperatur	

Wo ist der Schmerz? Wie stark ist er?

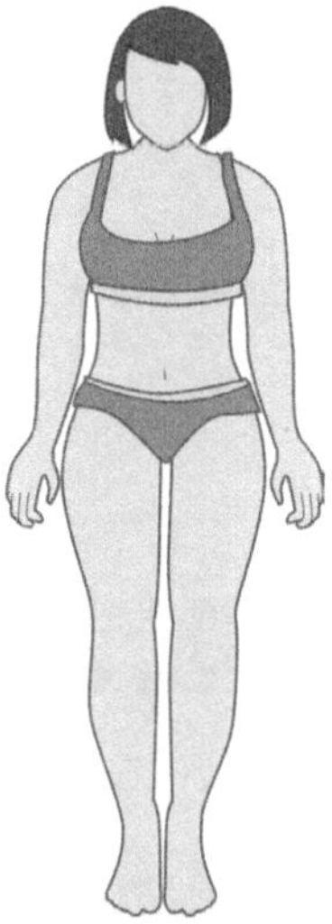

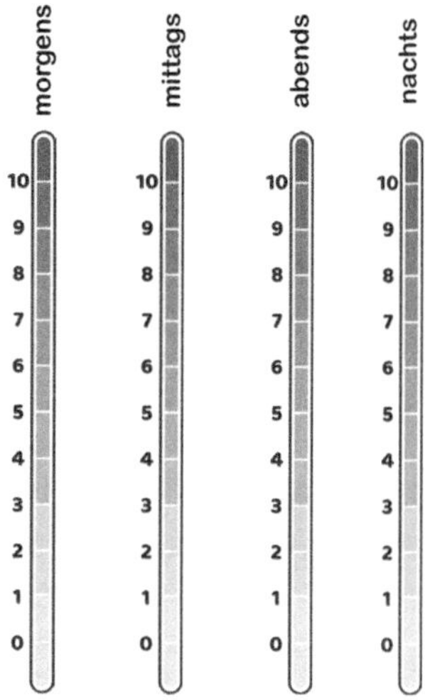

Schmerzskala
0=kein Schmerz 10=starker

Art des Schmerzes

○ pulsierend ○ stechend ○ kribbelnd ○ beidseitig ○ ausstrahlend

○ pochend ○ drückend ○ brennend ○ einseitig ○

Begleitsymptome

○ ....

○ ....

○ ....

○ ....

sonstiges Befinden

Schlaf

Stuhlgang

Wohlbefinden

Beeinträchtigung

vermutete Auslöser

○ ....

○ ....

○ ....

○ ....

Was hat geholfen

....

....

....

....

Medikamente & Nahrungs-ergänzungen mit Dosierung	morgens	mittags	abends	nachts

Was habe ich gegessen?

....
....
....
....
....
....
....
....
....

Sport & Bewegung - Behandlungen & Therapie

....
....
....
....

Getrunkene Wassermenge je 0,5 L

Empfehlung mind. 3 L pro Tag

Bemerkungen & Notizen

....
....
....
....

Gesamt Schmerzbewertung des Tages

0 1 2 3 4 5 6 7 8 9 10

Datum		Wetter	
		Temperatur	

Wo ist der Schmerz? Wie stark ist er?

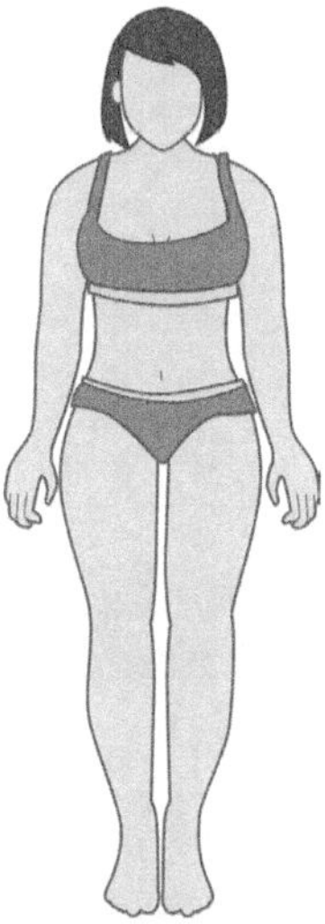

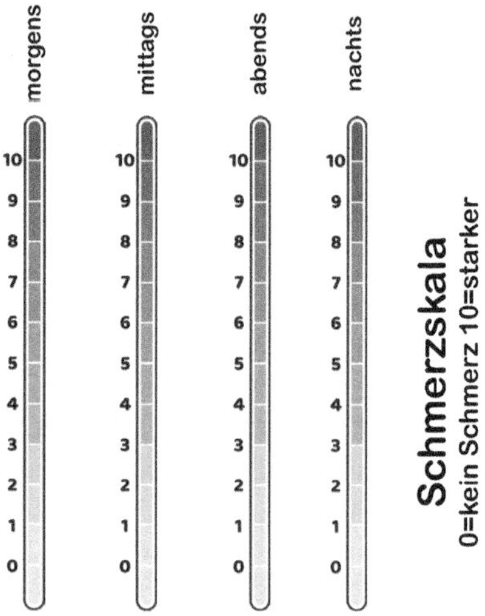

Art des Schmerzes

- ○ pulsierend
- ○ stechend
- ○ kribbelnd
- ○ beidseitig
- ○ ausstrahlend
- ○ pochend
- ○ drückend
- ○ brennend
- ○ einseitig
- ○

Begleitsymptome

- ○ ...
- ○ ...
- ○ ...
- ○ ...

sonstiges Befinden

Schlaf

Stuhlgang

Wohlbefinden

Beeinträchtigung

vermutete Auslöser

- ○ ...
- ○ ...
- ○ ...
- ○ ...

Was hat geholfen

Medikamente & Nahrungs-ergänzungen mit Dosierung	morgens	mittags	abends	nachts

Was habe ich gegessen?

Sport & Bewegung - Behandlungen & Therapie

Getrunkene Wassermenge je 0,5 L

Empfehlung mind. 3 L pro Tag

Bemerkungen & Notizen

Gesamt Schmerzbewertung des Tages

0 1 2 3 4 5 6 7 8 9 10

Datum		Wetter	
		Temperatur	

Wo ist der Schmerz? Wie stark ist er?

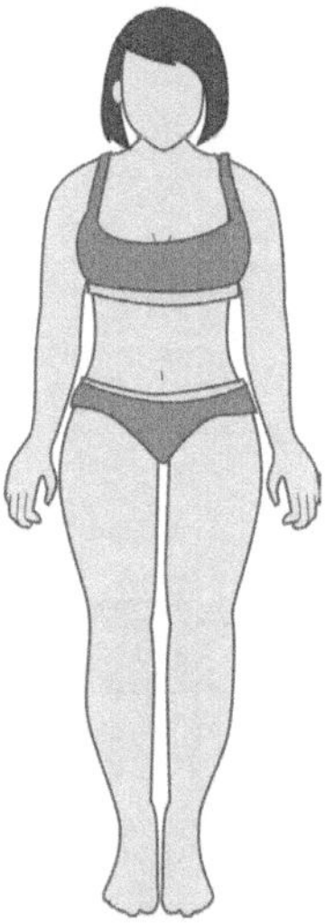

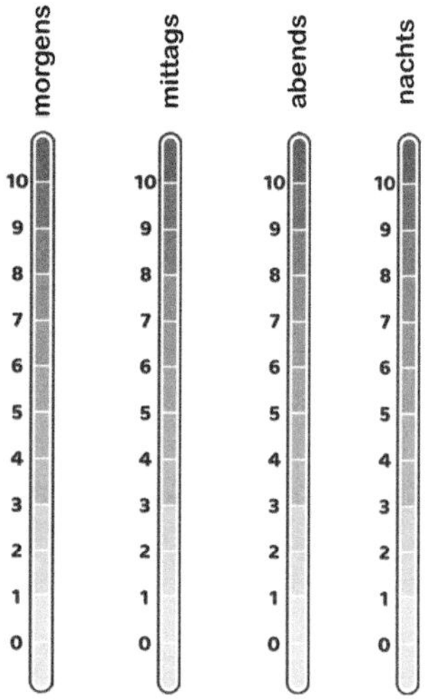

Schmerzskala
0=kein Schmerz 10=starker

Art des Schmerzes

- ○ pulsierend
- ○ stechend
- ○ kribbelnd
- ○ beidseitig
- ○ ausstrahlend
- ○ pochend
- ○ drückend
- ○ brennend
- ○ einseitig
- ○

Begleitsymptome

- ○ ……………………………
- ○ ……………………………
- ○ ……………………………
- ○ ……………………………

sonstiges Befinden

Schlaf ☺ 😐 ☹

Stuhlgang ☺ 😐 ☹

Wohlbefinden ☺ 😐 ☹

Beeinträchtigung ☺ 😐 ☹

vermutete Auslöser

- ○ ……………………………
- ○ ……………………………
- ○ ……………………………
- ○ ……………………………

Was hat geholfen

……………………………

……………………………

……………………………

……………………………

Medikamente & Nahrungs-ergänzungen mit Dosierung	morgens	mittags	abends	nachts

Was habe ich gegessen?

....

....

....

....

....

....

....

....

....

Sport & Bewegung - Behandlungen & Therapie

....

....

....

....

Getrunkene Wassermenge je 0,5 L

Empfehlung mind. 3 L pro Tag

Bemerkungen & Notizen

....

....

....

....

Gesamt Schmerzbewertung des Tages

0 1 2 3 4 5 6 7 8 9 10

Datum		Wetter	
		Temperatur	

Wo ist der Schmerz? Wie stark ist er?

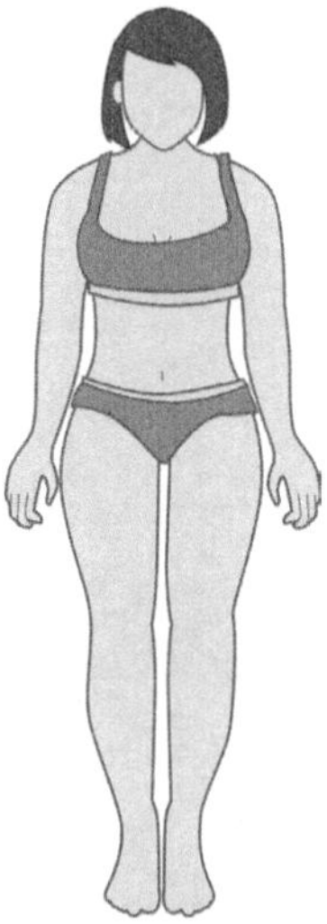

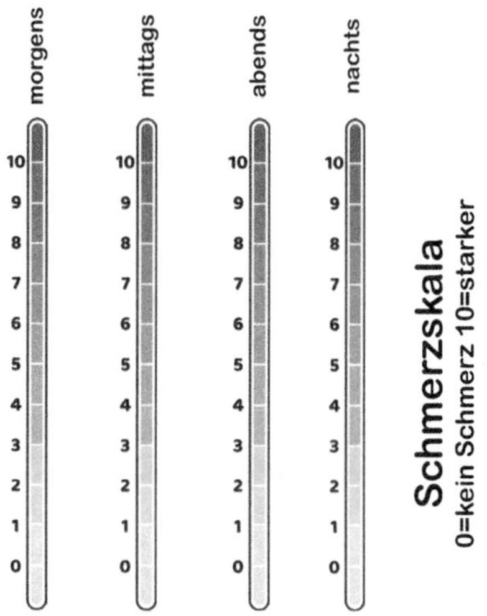

Art des Schmerzes

- ○ pulsierend
- ○ stechend
- ○ kribbelnd
- ○ beidseitig
- ○ ausstrahlend
- ○ pochend
- ○ drückend
- ○ brennend
- ○ einseitig
- ○

Begleitsymptome

- ○ ....
- ○ ....
- ○ ....
- ○ ....

sonstiges Befinden

Schlaf

Stuhlgang

Wohlbefinden

Beeinträchtigung

vermutete Auslöser

- ○ ....
- ○ ....
- ○ ....
- ○ ....

Was hat geholfen

....

....

....

....

Medikamente & Nahrungs-ergänzungen mit Dosierung	morgens	mittags	abends	nachts

Was habe ich gegessen?

....

....

....

....

....

....

....

....

....

Sport & Bewegung - Behandlungen & Therapie

....

....

....

....

Getrunkene Wassermenge je 0,5 L

Empfehlung mind. 3 L pro Tag

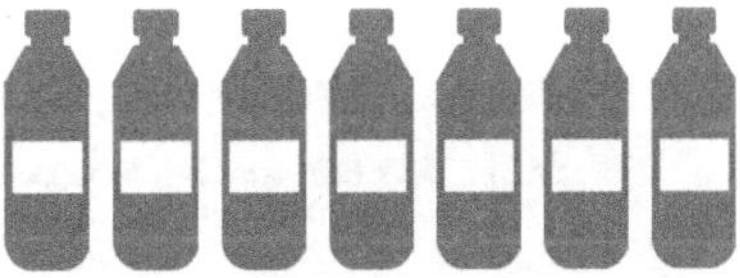

Bemerkungen & Notizen

....

....

....

....

Gesamt Schmerzbewertung des Tages

0 1 2 3 4 5 6 7 8 9 10

Datum		Wetter	
		Temperatur	

Wo ist der Schmerz? Wie stark ist er?

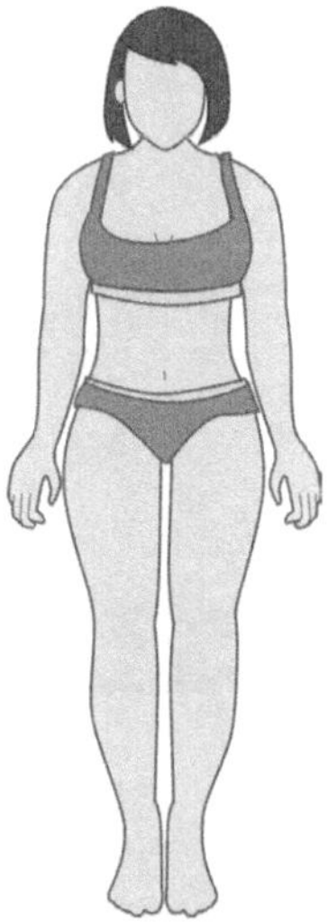

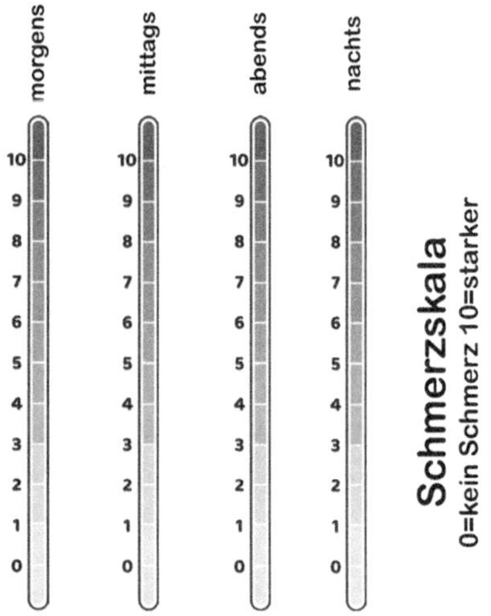

Art des Schmerzes

○ pulsierend ○ stechend ○ kribbelnd ○ beidseitig ○ ausstrahlend

○ pochend ○ drückend ○ brennend ○ einseitig ○

Begleitsymptome

○ ....

○ ....

○ ....

○ ....

sonstiges Befinden

Schlaf 🙂 😐 🙁

Stuhlgang 🙂 😐 🙁

Wohlbefinden 🙂 😐 🙁

Beeinträchtigung 🙂 😐 🙁

vermutete Auslöser

○ ....

○ ....

○ ....

○ ....

Was hat geholfen

....

....

....

....

Medikamente & Nahrungs-ergänzungen mit Dosierung	morgens	mittags	abends	nachts

Was habe ich gegessen?

Sport & Bewegung - Behandlungen & Therapie

Getrunkene Wassermenge je 0,5 L

Empfehlung mind. 3 L pro Tag

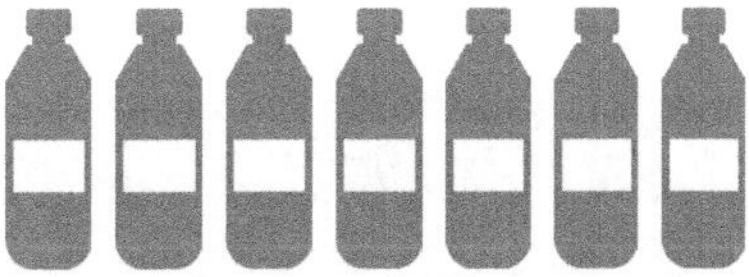

Bemerkungen & Notizen

Gesamt Schmerzbewertung des Tages

0 1 2 3 4 5 6 7 8 9 10

Datum		Wetter	
		Temperatur	

Wo ist der Schmerz? Wie stark ist er?

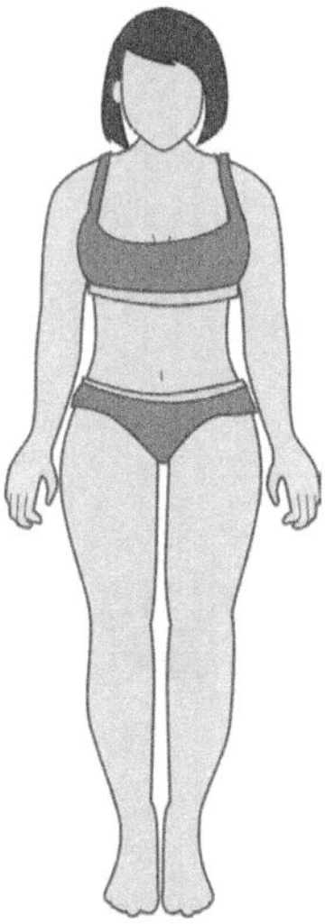

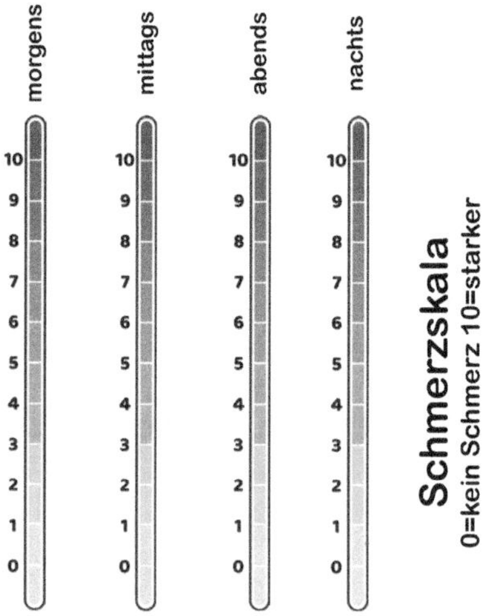

Art des Schmerzes

- ○ pulsierend
- ○ stechend
- ○ kribbelnd
- ○ beidseitig
- ○ ausstrahlend
- ○ pochend
- ○ drückend
- ○ brennend
- ○ einseitig
- ○

Begleitsymptome

- ○ ....
- ○ ....
- ○ ....
- ○ ....

sonstiges Befinden

Schlaf

Stuhlgang

Wohlbefinden

Beeinträchtigung

vermutete Auslöser

- ○ ....
- ○ ....
- ○ ....
- ○ ....

Was hat geholfen

....

....

....

....

Medikamente & Nahrungs-ergänzungen mit Dosierung	morgens	mittags	abends	nachts

Was habe ich gegessen?

Sport & Bewegung - Behandlungen & Therapie

Getrunkene Wassermenge je 0,5 L

Empfehlung mind. 3 L pro Tag

Bemerkungen & Notizen

Gesamt Schmerzbewertung des Tages

0 1 2 3 4 5 6 7 8 9 10

Datum		Wetter	
		Temperatur	

Wo ist der Schmerz? Wie stark ist er?

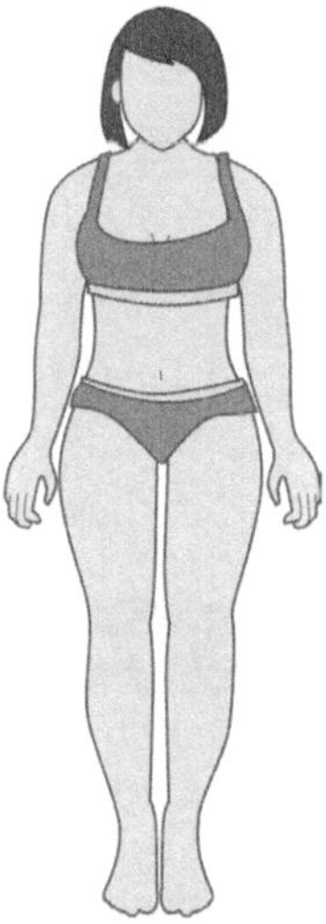

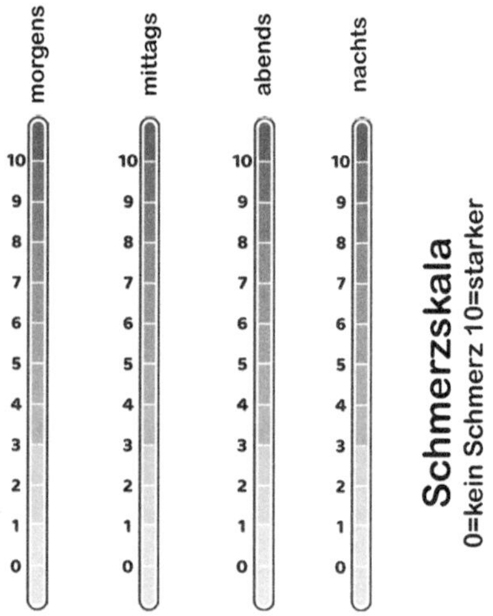

Art des Schmerzes

- ○ pulsierend
- ○ stechend
- ○ kribbelnd
- ○ beidseitig
- ○ ausstrahlend
- ○ pochend
- ○ drückend
- ○ brennend
- ○ einseitig
- ○

Begleitsymptome

- ○
- ○
- ○
- ○

sonstiges Befinden

Schlaf

Stuhlgang

Wohlbefinden

Beeinträchtigung

vermutete Auslöser

- ○
- ○
- ○
- ○

Was hat geholfen

Medikamente & Nahrungs-ergänzungen mit Dosierung	morgens	mittags	abends	nachts

Was habe ich gegessen?

....

....

....

....

....

....

....

....

....

Sport & Bewegung - Behandlungen & Therapie

....

....

....

....

Getrunkene Wassermenge je 0,5 L

Empfehlung mind. 3 L pro Tag

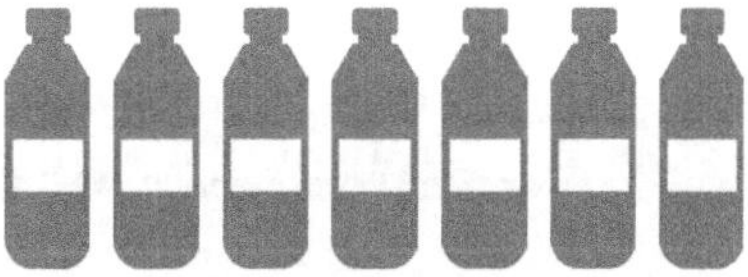

Bemerkungen & Notizen

....

....

....

....

Gesamt Schmerzbewertung des Tages

0 1 2 3 4 5 6 7 8 9 10

Datum		Wetter	
		Temperatur	

Wo ist der Schmerz? Wie stark ist er?

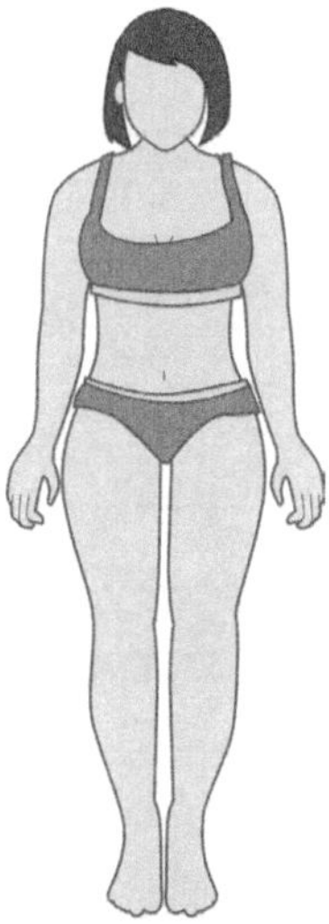

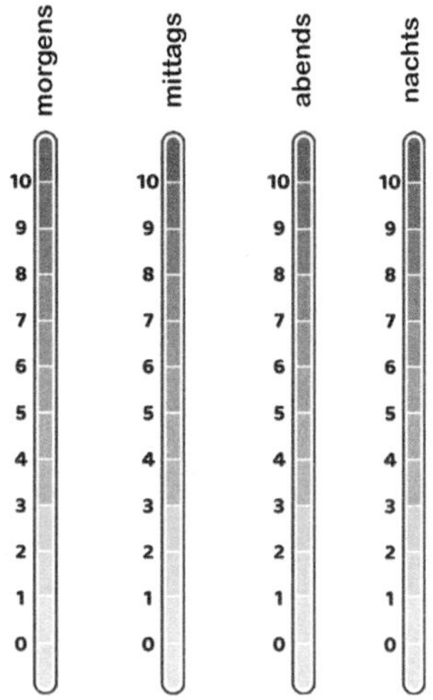

Schmerzskala
0=kein Schmerz 10=starker

Art des Schmerzes

○ pulsierend ○ stechend ○ kribbelnd ○ beidseitig ○ ausstrahlend

○ pochend ○ drückend ○ brennend ○ einseitig ○

Begleitsymptome

○ ....

○ ....

○ ....

○ ....

sonstiges Befinden

Schlaf

Stuhlgang

Wohlbefinden

Beeinträchtigung

vermutete Auslöser

○ ....

○ ....

○ ....

○ ....

Was hat geholfen

....

....

....

....

Medikamente & Nahrungs-ergänzungen mit Dosierung	morgens	mittags	abends	nachts

Was habe ich gegessen?

....

....

....

....

....

....

....

....

....

Sport & Bewegung - Behandlungen & Therapie

....

....

....

....

Getrunkene Wassermenge je 0,5 L

Empfehlung mind. 3 L pro Tag

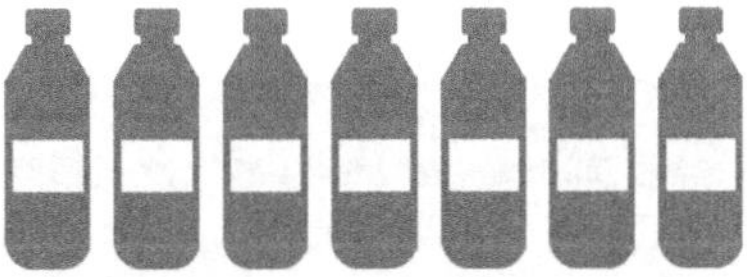

Bemerkungen & Notizen

....

....

....

....

Gesamt Schmerzbewertung des Tages

0 1 2 3 4 5 6 7 8 9 10

Datum		Wetter	
		Temperatur	

Wo ist der Schmerz? Wie stark ist er?

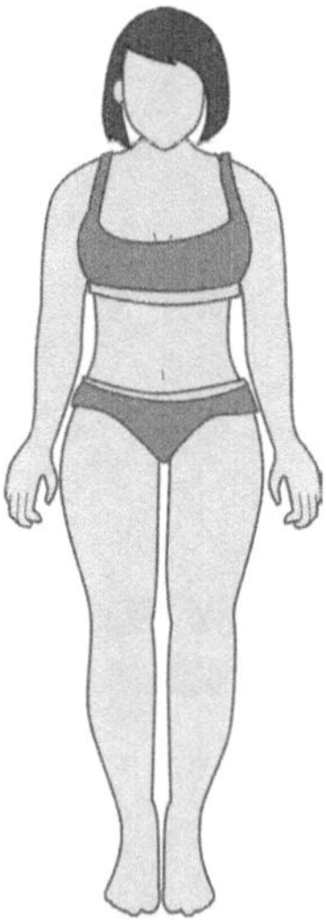

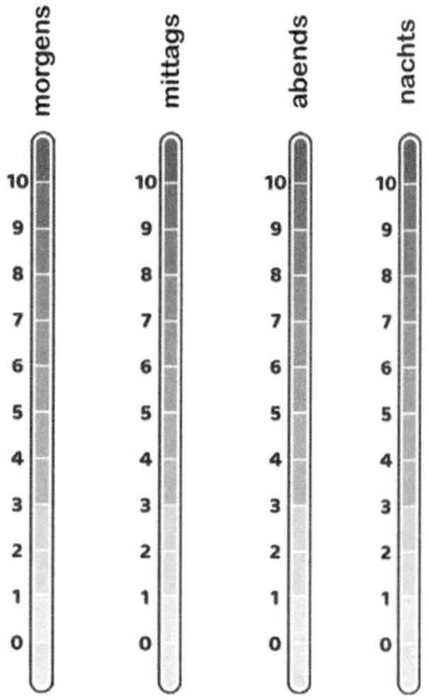

Schmerzskala
0=kein Schmerz 10=starker

Art des Schmerzes

- ○ pulsierend
- ○ stechend
- ○ kribbelnd
- ○ beidseitig
- ○ ausstrahlend
- ○ pochend
- ○ drückend
- ○ brennend
- ○ einseitig
- ○

Begleitsymptome

- ○ ....
- ○ ....
- ○ ....
- ○ ....

sonstiges Befinden

Schlaf

Stuhlgang

Wohlbefinden

Beeinträchtigung

vermutete Auslöser

- ○ ....
- ○ ....
- ○ ....
- ○ ....

Was hat geholfen

....

....

....

....

Medikamente & Nahrungs-ergänzungen mit Dosierung	morgens	mittags	abends	nachts

Was habe ich gegessen?

....

....

....

....

....

....

....

....

....

Sport & Bewegung - Behandlungen & Therapie

....

....

....

....

Getrunkene Wassermenge je 0,5 L

Empfehlung mind. 3 L pro Tag

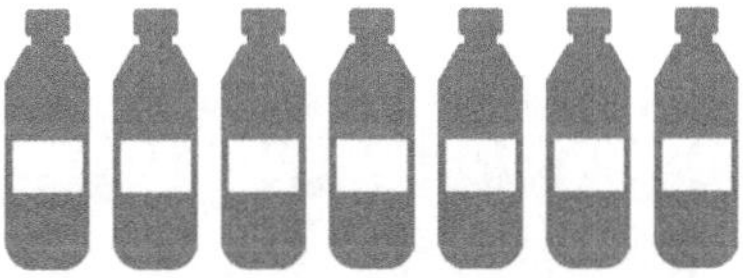

Bemerkungen & Notizen

....

....

....

....

Gesamt Schmerzbewertung des Tages

0 1 2 3 4 5 6 7 8 9 10

Datum		Wetter	
		Temperatur	

Wo ist der Schmerz? Wie stark ist er?

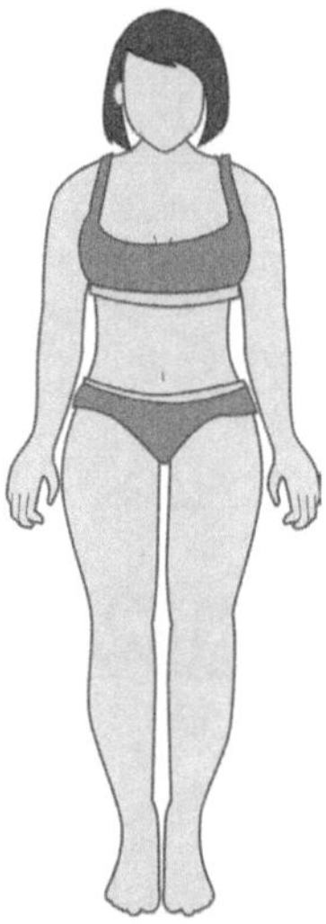

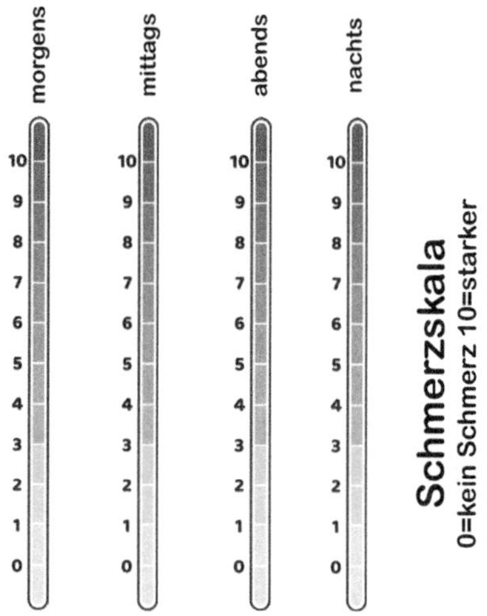

Art des Schmerzes

- ○ pulsierend
- ○ stechend
- ○ kribbelnd
- ○ beidseitig
- ○ ausstrahlend
- ○ pochend
- ○ drückend
- ○ brennend
- ○ einseitig
- ○

Begleitsymptome

- ○ ....
- ○ ....
- ○ ....
- ○ ....

sonstiges Befinden

- Schlaf ☺ 😐 ☹
- Stuhlgang ☺ 😐 ☹
- Wohlbefinden ☺ 😐 ☹
- Beeinträchtigung ☺ 😐 ☹

vermutete Auslöser

- ○ ....
- ○ ....
- ○ ....
- ○ ....

Was hat geholfen

....

....

....

....

Medikamente & Nahrungs-ergänzungen mit Dosierung	morgens	mittags	abends	nachts

Was habe ich gegessen?

....

....

....

....

....

....

....

....

....

Sport & Bewegung - Behandlungen & Therapie

....

....

....

....

Getrunkene Wassermenge je 0,5 L

Empfehlung mind. 3 L pro Tag

Bemerkungen & Notizen

....

....

....

....

Gesamt Schmerzbewertung des Tages

0 1 2 3 4 5 6 7 8 9 10

Datum		Wetter	
		Temperatur	

Wo ist der Schmerz? Wie stark ist er?

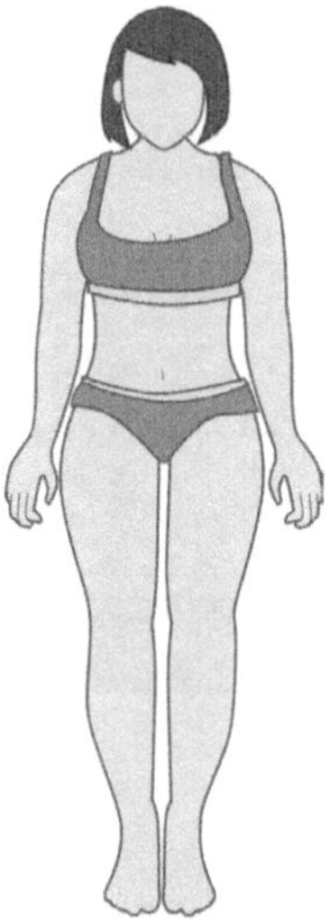

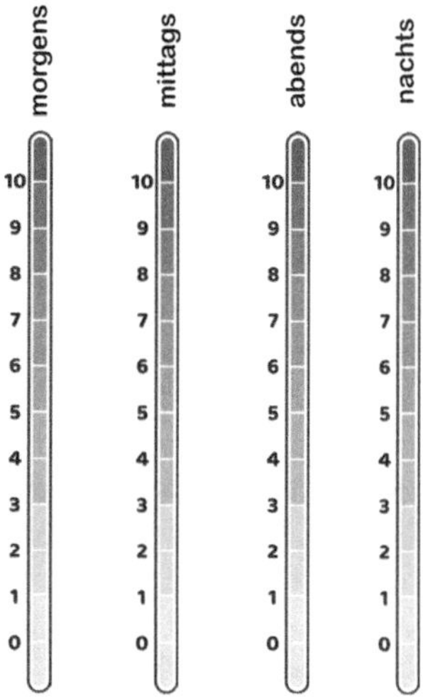

Schmerzskala
0=kein Schmerz 10=starker

Art des Schmerzes

- ○ pulsierend
- ○ stechend
- ○ kribbelnd
- ○ beidseitig
- ○ ausstrahlend
- ○ pochend
- ○ drückend
- ○ brennend
- ○ einseitig
- ○

Begleitsymptome

- ○ ....
- ○ ....
- ○ ....
- ○ ....

sonstiges Befinden

Schlaf

Stuhlgang

Wohlbefinden

Beeinträchtigung

vermutete Auslöser

- ○ ....
- ○ ....
- ○ ....
- ○ ....

Was hat geholfen

....

....

....

....

Medikamente & Nahrungs-ergänzungen mit Dosierung	morgens	mittags	abends	nachts

Was habe ich gegessen?

....

....

....

....

....

....

....

....

....

Sport & Bewegung - Behandlungen & Therapie

....

....

....

....

Getrunkene Wassermenge je 0,5 L

Empfehlung mind. 3 L pro Tag

Bemerkungen & Notizen

....

....

....

....

Gesamt Schmerzbewertung des Tages

0 1 2 3 4 5 6 7 8 9 10

Datum		Wetter	
		Temperatur	

Wo ist der Schmerz? Wie stark ist er?

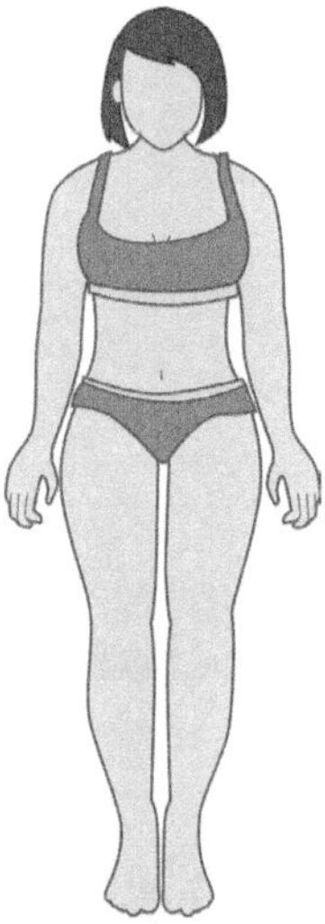

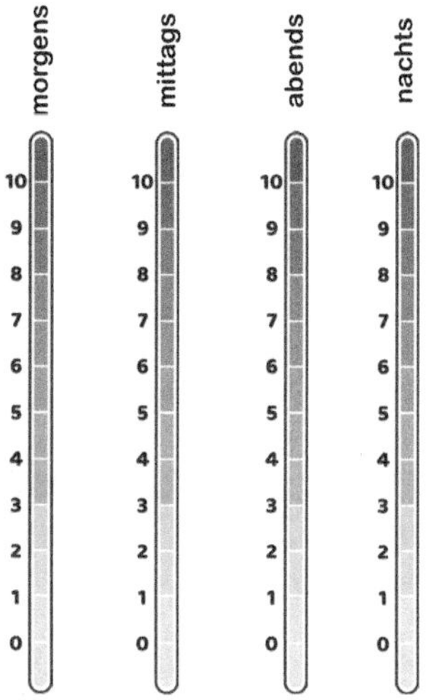

Schmerzskala
0=kein Schmerz 10=starker

Art des Schmerzes

- ○ pulsierend
- ○ stechend
- ○ kribbelnd
- ○ beidseitig
- ○ ausstrahlend
- ○ pochend
- ○ drückend
- ○ brennend
- ○ einseitig
- ○

Begleitsymptome

- ○
- ○
- ○
- ○

sonstiges Befinden

- Schlaf ☺ 😐 ☹
- Stuhlgang ☺ 😐 ☹
- Wohlbefinden ☺ 😐 ☹
- Beeinträchtigung ☺ 😐 ☹

vermutete Auslöser

- ○
- ○
- ○
- ○

Was hat geholfen

Medikamente & Nahrungs-ergänzungen mit Dosierung	morgens	mittags	abends	nachts

Was habe ich gegessen?

....
....
....
....
....
....
....
....
....

Sport & Bewegung - Behandlungen & Therapie

....
....
....
....

Getrunkene Wassermenge je 0,5 L

Empfehlung mind. 3 L pro Tag

Bemerkungen & Notizen

....
....
....
....

Gesamt Schmerzbewertung des Tages

0 1 2 3 4 5 6 7 8 9 10

Datum		Wetter	
		Temperatur	

Wo ist der Schmerz? Wie stark ist er?

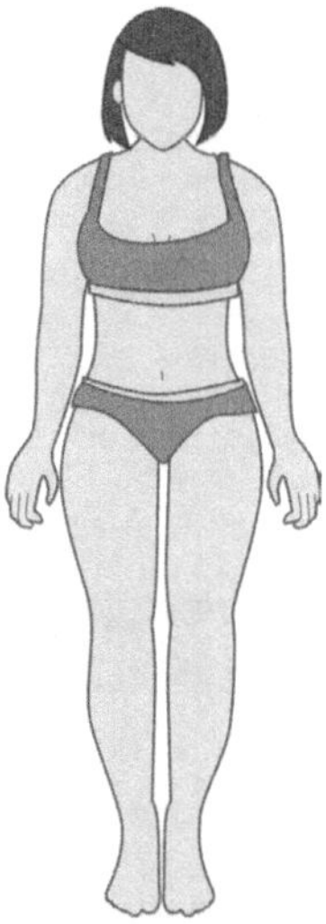

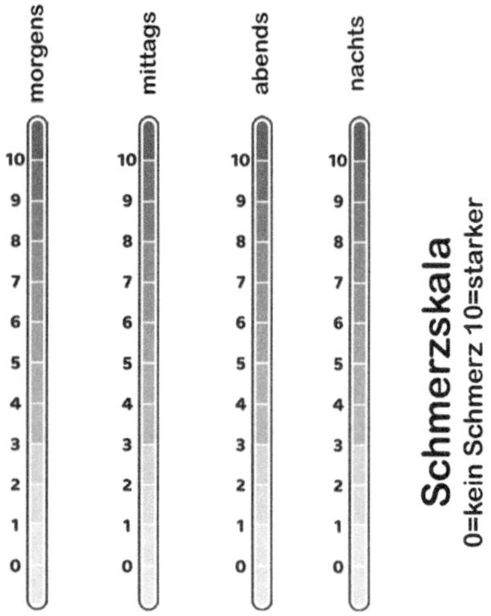

Art des Schmerzes

- ○ pulsierend
- ○ stechend
- ○ kribbelnd
- ○ beidseitig
- ○ ausstrahlend
- ○ pochend
- ○ drückend
- ○ brennend
- ○ einseitig
- ○

Begleitsymptome

- ○
- ○
- ○
- ○

sonstiges Befinden

Schlaf

Stuhlgang

Wohlbefinden

Beeinträchtigung

vermutete Auslöser

- ○
- ○
- ○
- ○

Was hat geholfen

Medikamente & Nahrungs-ergänzungen mit Dosierung	morgens	mittags	abends	nachts

Was habe ich gegessen?

....

....

....

....

....

....

....

....

....

Sport & Bewegung - Behandlungen & Therapie

....

....

....

....

Getrunkene Wassermenge je 0,5 L

Empfehlung mind. 3 L pro Tag

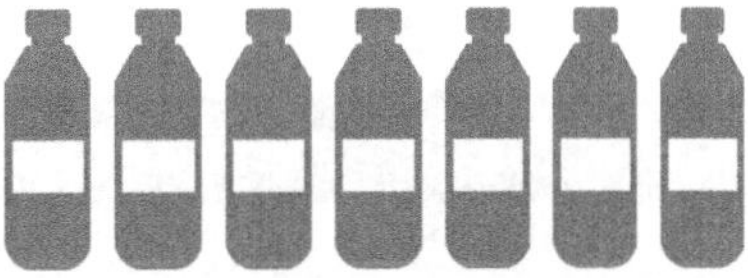

Bemerkungen & Notizen

....

....

....

....

Gesamt Schmerzbewertung des Tages

0 1 2 3 4 5 6 7 8 9 10

Datum		Wetter	
		Temperatur	

Wo ist der Schmerz? Wie stark ist er?

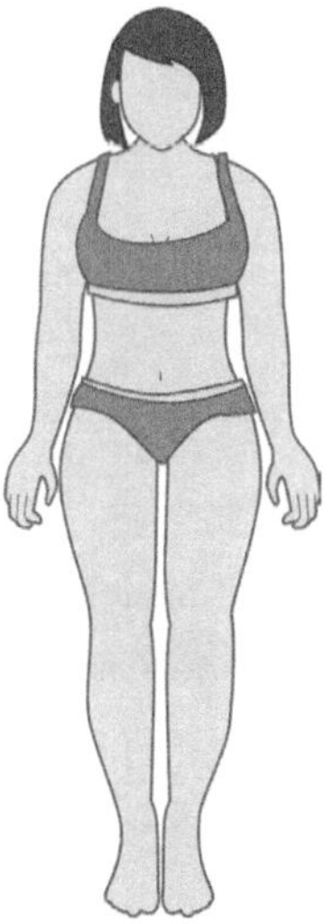

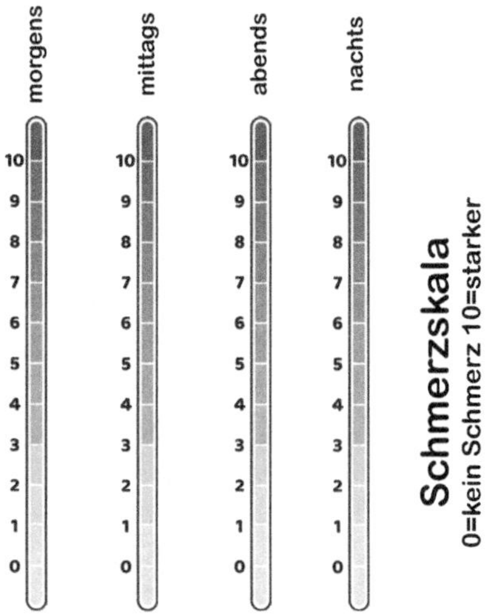

Art des Schmerzes

- ○ pulsierend
- ○ stechend
- ○ kribbelnd
- ○ beidseitig
- ○ ausstrahlend
- ○ pochend
- ○ drückend
- ○ brennend
- ○ einseitig
- ○

Begleitsymptome

- ○
- ○
- ○
- ○

sonstiges Befinden

Schlaf

Stuhlgang

Wohlbefinden

Beeinträchtigung

vermutete Auslöser

- ○
- ○
- ○
- ○

Was hat geholfen

Medikamente & Nahrungs-ergänzungen mit Dosierung	morgens	mittags	abends	nachts

Was habe ich gegessen?

Sport & Bewegung - Behandlungen & Therapie

Getrunkene Wassermenge je 0,5 L

Empfehlung mind. 3 L pro Tag

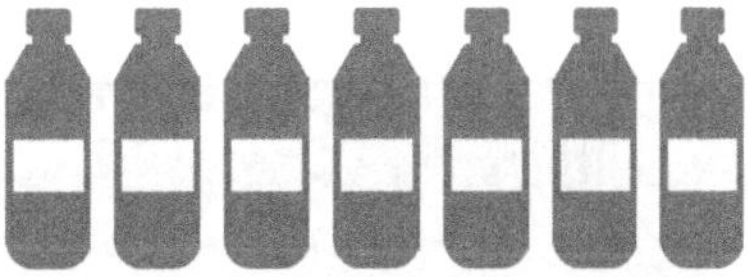

Bemerkungen & Notizen

Gesamt Schmerzbewertung des Tages

0 1 2 3 4 5 6 7 8 9 10

Datum		Wetter	
		Temperatur	

Wo ist der Schmerz? Wie stark ist er?

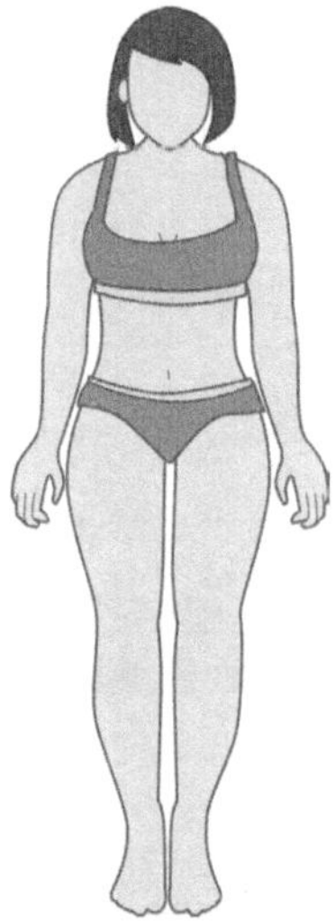

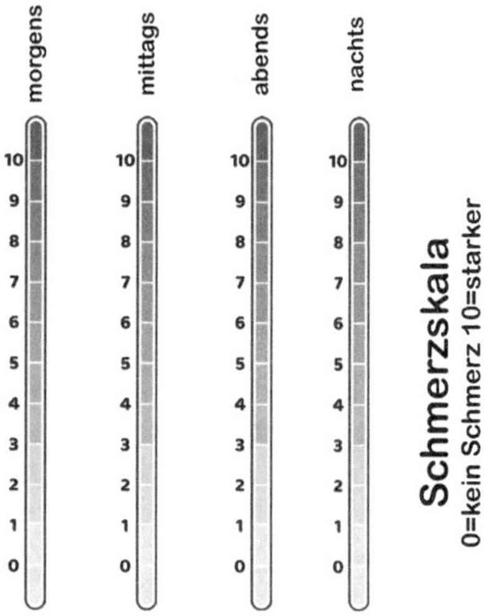

Art des Schmerzes

- ○ pulsierend
- ○ stechend
- ○ kribbelnd
- ○ beidseitig
- ○ ausstrahlend
- ○ pochend
- ○ drückend
- ○ brennend
- ○ einseitig
- ○

Begleitsymptome

- ○
- ○
- ○
- ○

sonstiges Befinden

Schlaf

Stuhlgang

Wohlbefinden

Beeinträchtigung

vermutete Auslöser

- ○
- ○
- ○
- ○

Was hat geholfen

Medikamente & Nahrungs-ergänzungen mit Dosierung	morgens	mittags	abends	nachts

Was habe ich gegessen?

....

....

....

....

....

....

....

....

....

Sport & Bewegung - Behandlungen & Therapie

....

....

....

....

Getrunkene Wassermenge je 0,5 L

Empfehlung mind. 3 L pro Tag

Bemerkungen & Notizen

....

....

....

....

Gesamt Schmerzbewertung des Tages

0 1 2 3 4 5 6 7 8 9 10

Datum		Wetter	
		Temperatur	

Wo ist der Schmerz? Wie stark ist er?

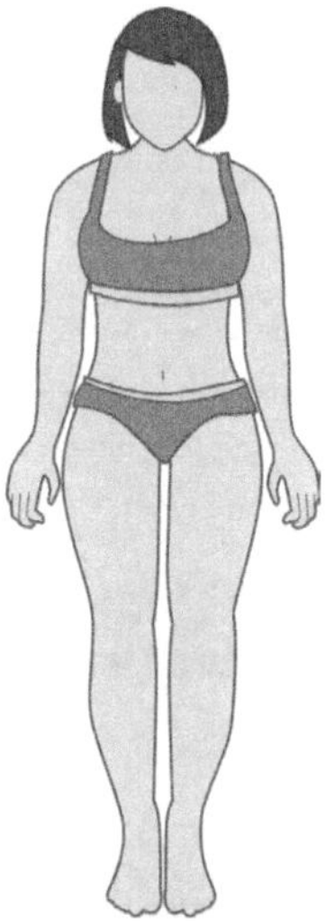

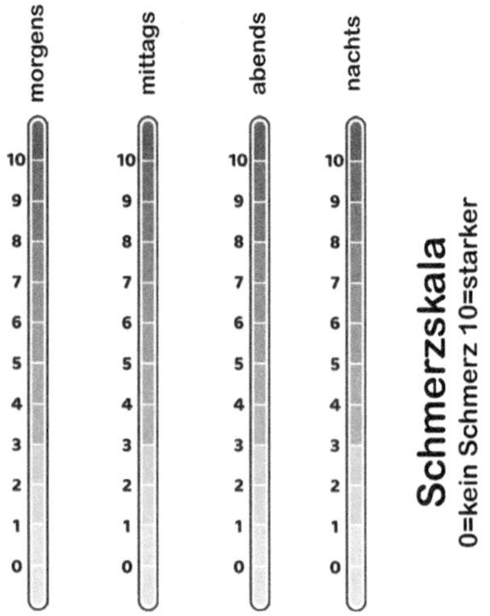

Art des Schmerzes

- ○ **pulsierend**
- ○ **stechend**
- ○ **kribbelnd**
- ○ **beidseitig**
- ○ **ausstrahlend**
- ○ **pochend**
- ○ **drückend**
- ○ **brennend**
- ○ **einseitig**
- ○

Begleitsymptome

- ○
- ○
- ○
- ○

sonstiges Befinden

- Schlaf ☺ 😐 ☹
- Stuhlgang ☺ 😐 ☹
- Wohlbefinden ☺ 😐 ☹
- Beeinträchtigung ☺ 😐 ☹

vermutete Auslöser

- ○
- ○
- ○
- ○

Was hat geholfen

Medikamente & Nahrungsergänzungen mit Dosierung	morgens	mittags	abends	nachts

Was habe ich gegessen?

Sport & Bewegung - Behandlungen & Therapie

Getrunkene Wassermenge je 0,5 L

Empfehlung mind. 3 L pro Tag

Bemerkungen & Notizen

Gesamt Schmerzbewertung des Tages

0 1 2 3 4 5 6 7 8 9 10

Datum		Wetter	
		Temperatur	

Wo ist der Schmerz? Wie stark ist er?

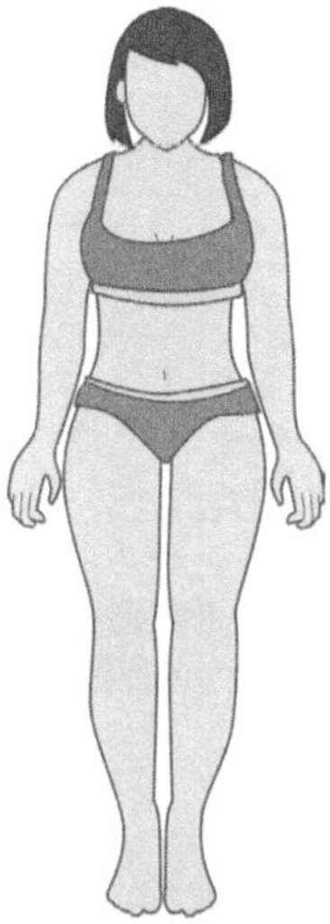

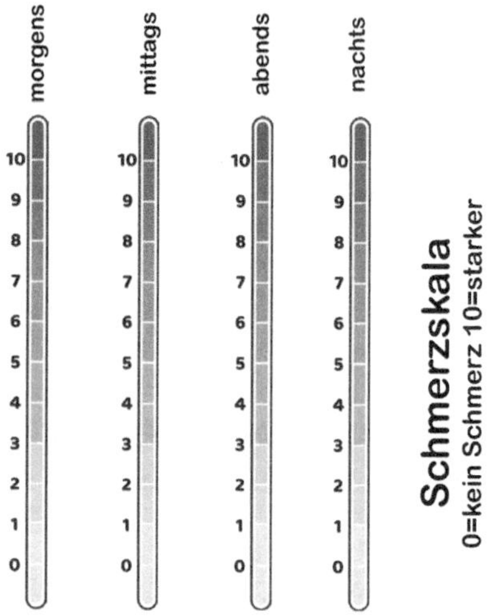

Art des Schmerzes

- ○ pulsierend
- ○ stechend
- ○ kribbelnd
- ○ beidseitig
- ○ ausstrahlend
- ○ pochend
- ○ drückend
- ○ brennend
- ○ einseitig
- ○

Begleitsymptome

- ○
- ○
- ○
- ○

sonstiges Befinden

Schlaf

Stuhlgang

Wohlbefinden

Beeinträchtigung

vermutete Auslöser

- ○
- ○
- ○
- ○

Was hat geholfen

Medikamente & Nahrungs-ergänzungen mit Dosierung	morgens	mittags	abends	nachts

Was habe ich gegessen?

Sport & Bewegung - Behandlungen & Therapie

Getrunkene Wassermenge je 0,5 L

Empfehlung mind. 3 L pro Tag

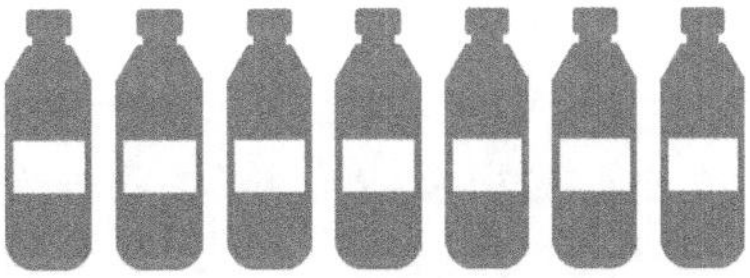

Bemerkungen & Notizen

Gesamt Schmerzbewertung des Tages

0 1 2 3 4 5 6 7 8 9 10

Datum	

Wetter	
Temperatur	

Wo ist der Schmerz? Wie stark ist er?

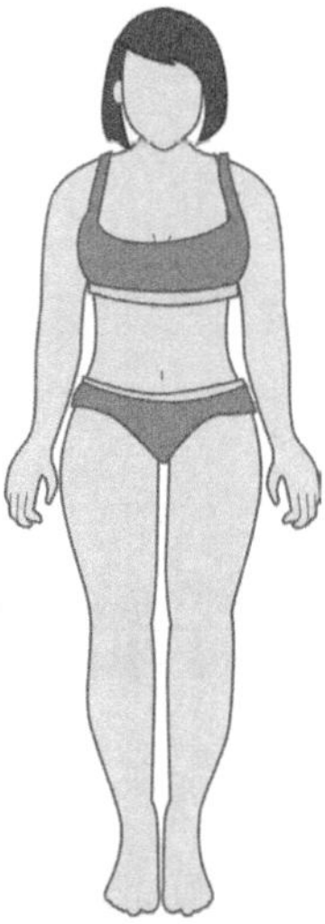

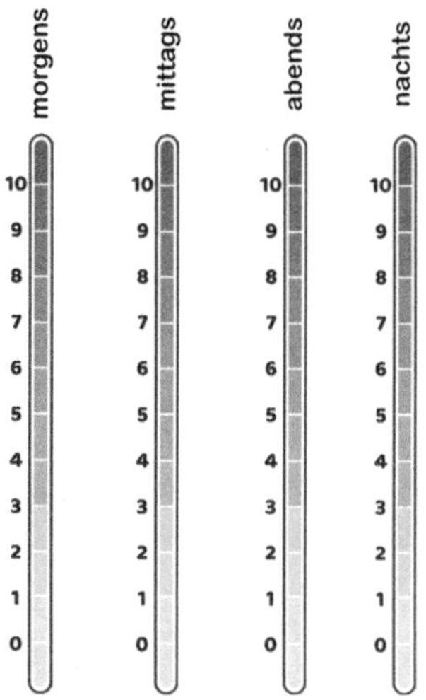

Schmerzskala
0=kein Schmerz 10=starker

Art des Schmerzes

○ pulsierend ○ stechend ○ kribbelnd ○ beidseitig ○ ausstrahlend

○ pochend ○ drückend ○ brennend ○ einseitig ○

Begleitsymptome

○ ....

○ ....

○ ....

○ ....

sonstiges Befinden

Schlaf

Stuhlgang

Wohlbefinden

Beeinträchtigung

vermutete Auslöser

○ ....

○ ....

○ ....

○ ....

Was hat geholfen

....

....

....

....

Medikamente & Nahrungs-ergänzungen mit Dosierung	morgens	mittags	abends	nachts

Was habe ich gegessen?

....

....

....

....

....

....

....

....

....

Sport & Bewegung - Behandlungen & Therapie

....

....

....

....

Getrunkene Wassermenge je 0,5 L

Empfehlung mind. 3 L pro Tag

Bemerkungen & Notizen

....

....

....

....

Gesamt Schmerzbewertung des Tages

0 1 2 3 4 5 6 7 8 9 10

Datum		Wetter	
		Temperatur	

Wo ist der Schmerz? Wie stark ist er?

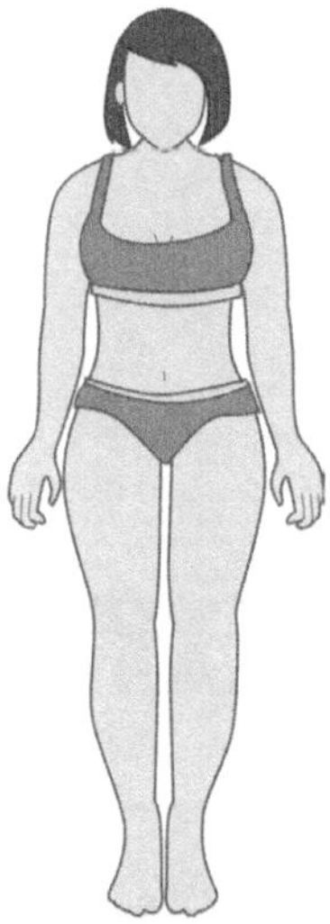

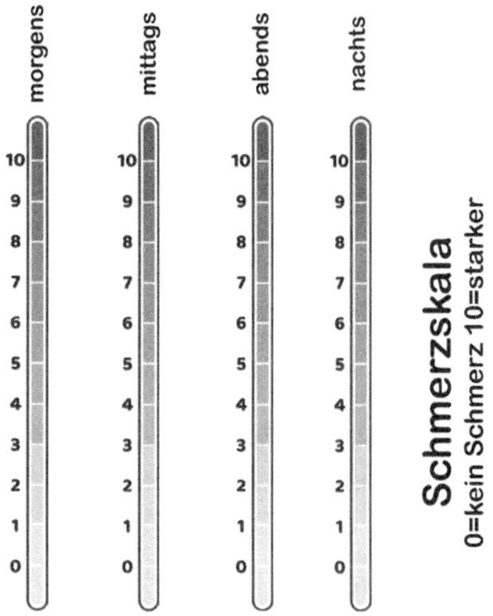

Art des Schmerzes

- ○ pulsierend
- ○ stechend
- ○ kribbelnd
- ○ beidseitig
- ○ ausstrahlend
- ○ pochend
- ○ drückend
- ○ brennend
- ○ einseitig
- ○

Begleitsymptome

- ○ ....
- ○ ....
- ○ ....
- ○ ....

sonstiges Befinden

Schlaf

Stuhlgang

Wohlbefinden

Beeinträchtigung

vermutete Auslöser

- ○ ....
- ○ ....
- ○ ....
- ○ ....

Was hat geholfen

....

....

....

....

Medikamente & Nahrungs-ergänzungen mit Dosierung	morgens	mittags	abends	nachts

Was habe ich gegessen?

....

....

....

....

....

....

....

....

....

Sport & Bewegung - Behandlungen & Therapie

....

....

....

....

Getrunkene Wassermenge je 0,5 L

Empfehlung mind. 3 L pro Tag

Bemerkungen & Notizen

....

....

....

....

Gesamt Schmerzbewertung des Tages

0 1 2 3 4 5 6 7 8 9 10

Datum		Wetter	
		Temperatur	

Wo ist der Schmerz? Wie stark ist er?

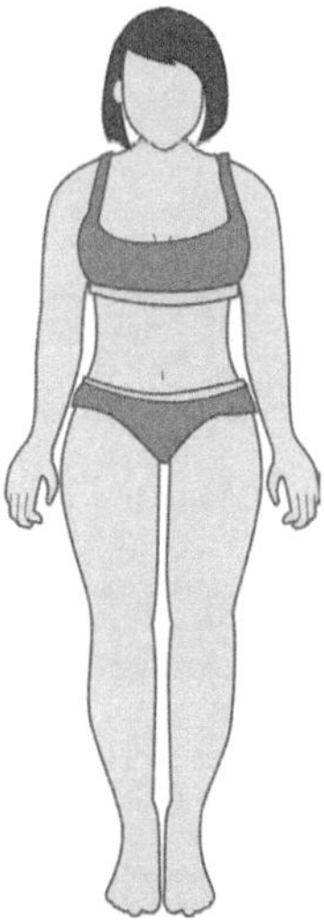

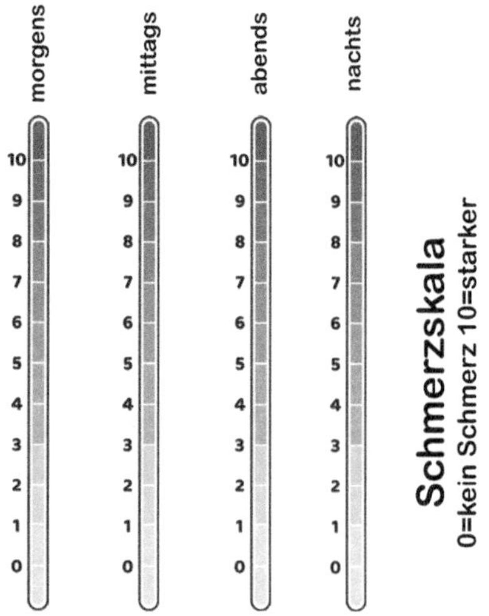

Art des Schmerzes

- ○ pulsierend
- ○ stechend
- ○ kribbelnd
- ○ beidseitig
- ○ ausstrahlend
- ○ pochend
- ○ drückend
- ○ brennend
- ○ einseitig
- ○

Begleitsymptome

- ○ ....
- ○ ....
- ○ ....
- ○ ....

sonstiges Befinden

Schlaf

Stuhlgang

Wohlbefinden

Beeinträchtigung

vermutete Auslöser

- ○ ....
- ○ ....
- ○ ....
- ○ ....

Was hat geholfen

....

....

....

....

Medikamente & Nahrungs-ergänzungen mit Dosierung	morgens	mittags	abends	nachts

Was habe ich gegessen?

Sport & Bewegung - Behandlungen & Therapie

Getrunkene Wassermenge je 0,5 L

Empfehlung mind. 3 L pro Tag

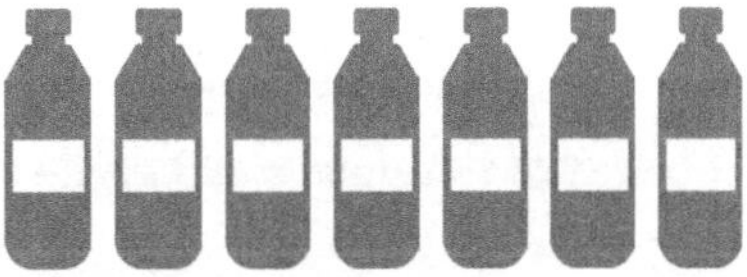

Bemerkungen & Notizen

Gesamt Schmerzbewertung des Tages

0 1 2 3 4 5 6 7 8 9 10

Datum		Wetter	
		Temperatur	

Wo ist der Schmerz? Wie stark ist er?

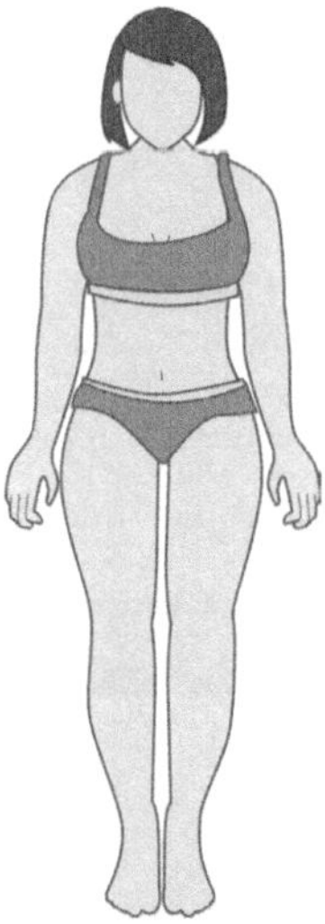

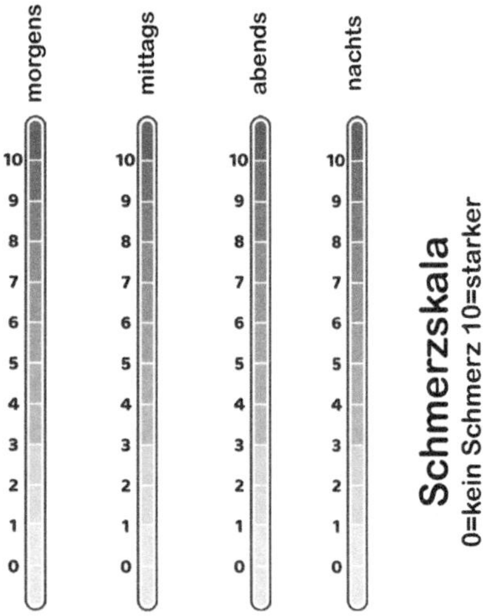

Art des Schmerzes

- ◯ pulsierend
- ◯ stechend
- ◯ kribbelnd
- ◯ beidseitig
- ◯ ausstrahlend
- ◯ pochend
- ◯ drückend
- ◯ brennend
- ◯ einseitig
- ◯

Begleitsymptome

- ◯
- ◯
- ◯
- ◯

sonstiges Befinden

- Schlaf
- Stuhlgang
- Wohlbefinden
- Beeinträchtigung

vermutete Auslöser

- ◯
- ◯
- ◯
- ◯

Was hat geholfen

Medikamente & Nahrungs-ergänzungen mit Dosierung	morgens	mittags	abends	nachts

Was habe ich gegessen?

....

....

....

....

....

....

....

....

....

Sport & Bewegung - Behandlungen & Therapie

....

....

....

....

Getrunkene Wassermenge je 0,5 L

Empfehlung mind. 3 L pro Tag

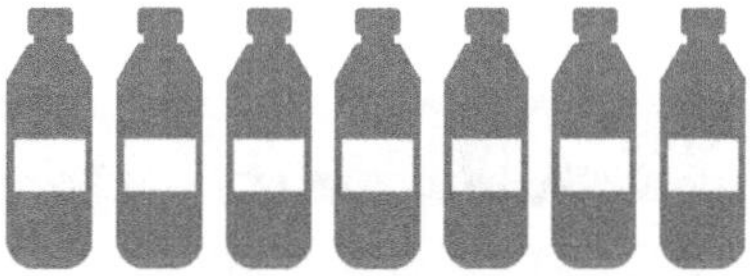

Bemerkungen & Notizen

....

....

....

....

Gesamt Schmerzbewertung des Tages

0 1 2 3 4 5 6 7 8 9 10

Datum		Wetter	
		Temperatur	

Wo ist der Schmerz? Wie stark ist er?

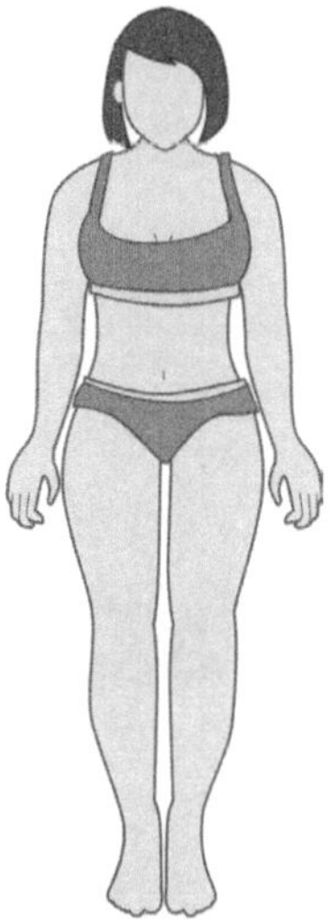

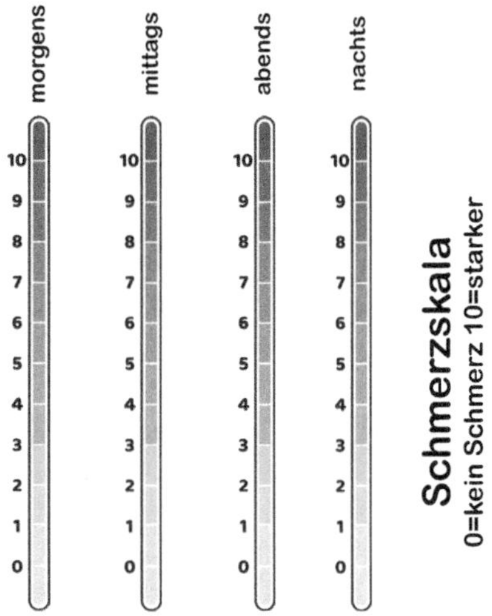

Art des Schmerzes

- ○ pulsierend
- ○ stechend
- ○ kribbelnd
- ○ beidseitig
- ○ ausstrahlend
- ○ pochend
- ○ drückend
- ○ brennend
- ○ einseitig
- ○

Begleitsymptome

- ○
- ○
- ○
- ○

sonstiges Befinden

Schlaf

Stuhlgang

Wohlbefinden

Beeinträchtigung

vermutete Auslöser

- ○
- ○
- ○
- ○

Was hat geholfen

Medikamente & Nahrungs-ergänzungen mit Dosierung	morgens	mittags	abends	nachts

Was habe ich gegessen?

....

....

....

....

....

....

....

....

....

Sport & Bewegung - Behandlungen & Therapie

....

....

....

....

Getrunkene Wassermenge je 0,5 L

Empfehlung mind. 3 L pro Tag

Bemerkungen & Notizen

....

....

....

....

Gesamt Schmerzbewertung des Tages

0 1 2 3 4 5 6 7 8 9 10

Datum		Wetter	
		Temperatur	

Wo ist der Schmerz? Wie stark ist er?

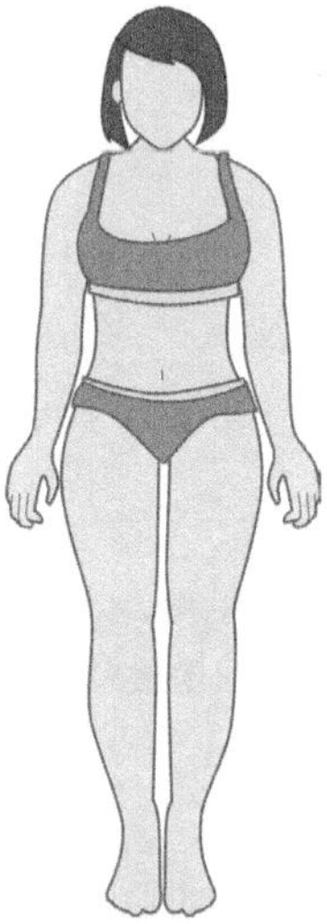

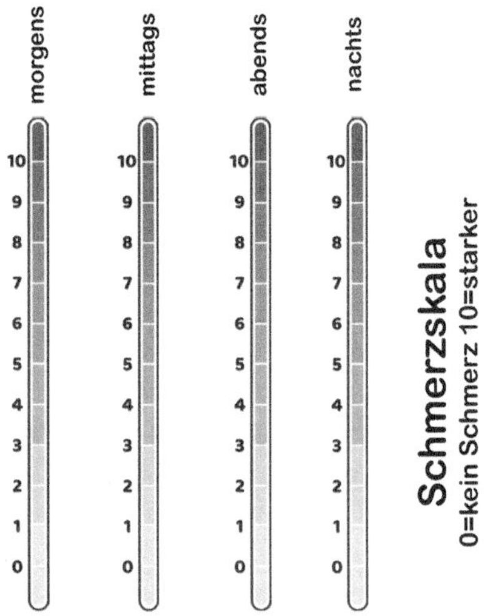

Art des Schmerzes

- ○ pulsierend
- ○ stechend
- ○ kribbelnd
- ○ beidseitig
- ○ ausstrahlend
- ○ pochend
- ○ drückend
- ○ brennend
- ○ einseitig
- ○

Begleitsymptome

- ○ ....
- ○ ....
- ○ ....
- ○ ....

sonstiges Befinden

Schlaf

Stuhlgang

Wohlbefinden

Beeinträchtigung

vermutete Auslöser

- ○ ....
- ○ ....
- ○ ....
- ○ ....

Was hat geholfen

....

....

....

....

Medikamente & Nahrungs-ergänzungen mit Dosierung	morgens	mittags	abends	nachts

Was habe ich gegessen?

....

....

....

....

....

....

....

....

....

Sport & Bewegung - Behandlungen & Therapie

....

....

....

....

Getrunkene Wassermenge je 0,5 L

Empfehlung mind. 3 L pro Tag

Bemerkungen & Notizen

....

....

....

....

Gesamt Schmerzbewertung des Tages

0 1 2 3 4 5 6 7 8 9 10

Datum		Wetter	
		Temperatur	

Wo ist der Schmerz? Wie stark ist er?

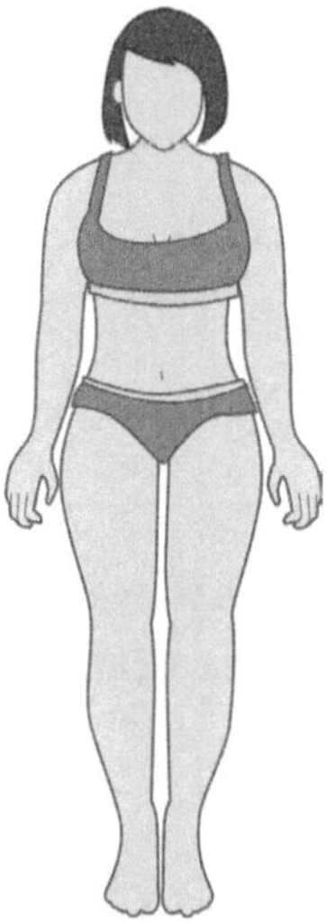

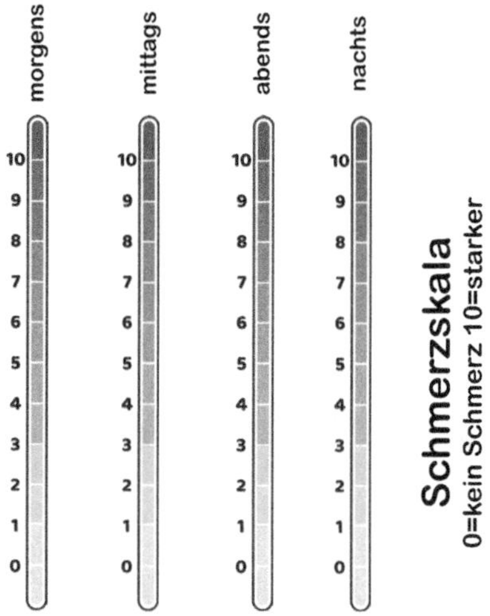

Art des Schmerzes

- ○ pulsierend
- ○ stechend
- ○ kribbelnd
- ○ beidseitig
- ○ ausstrahlend
- ○ pochend
- ○ drückend
- ○ brennend
- ○ einseitig
- ○

Begleitsymptome

- ○
- ○
- ○
- ○

sonstiges Befinden

- Schlaf ☺ 😐 ☹
- Stuhlgang ☺ 😐 ☹
- Wohlbefinden ☺ 😐 ☹
- Beeinträchtigung ☺ 😐 ☹

vermutete Auslöser

- ○
- ○
- ○
- ○

Was hat geholfen

Medikamente & Nahrungs-ergänzungen mit Dosierung	morgens	mittags	abends	nachts

Was habe ich gegessen?

Sport & Bewegung - Behandlungen & Therapie

Getrunkene Wassermenge je 0,5 L

Empfehlung mind. 3 L pro Tag

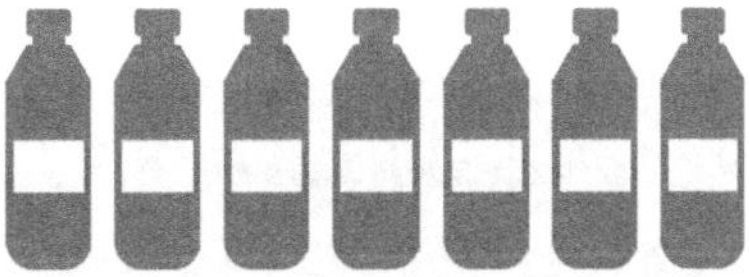

Bemerkungen & Notizen

Gesamt Schmerzbewertung des Tages

0 1 2 3 4 5 6 7 8 9 10

Datum		Wetter	
		Temperatur	

Wo ist der Schmerz? Wie stark ist er?

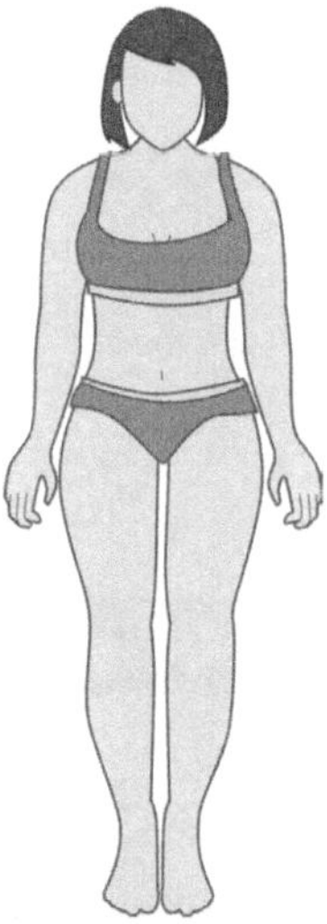

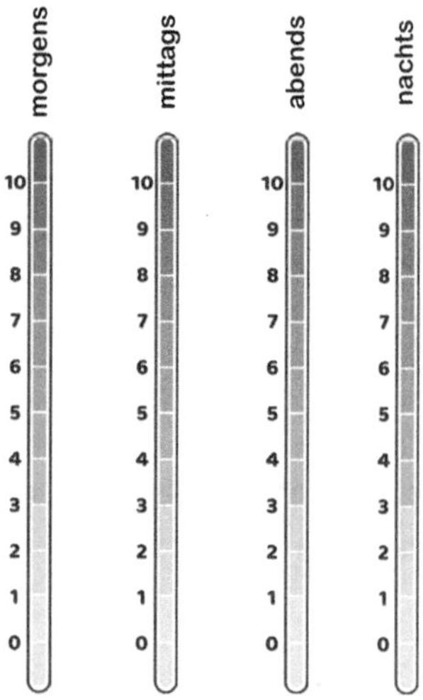

Schmerzskala
0=kein Schmerz 10=starker

Art des Schmerzes

- ○ pulsierend
- ○ stechend
- ○ kribbelnd
- ○ beidseitig
- ○ ausstrahlend
- ○ pochend
- ○ drückend
- ○ brennend
- ○ einseitig
- ○

Begleitsymptome

- ○
- ○
- ○
- ○

sonstiges Befinden

Schlaf

Stuhlgang

Wohlbefinden

Beeinträchtigung

vermutete Auslöser

- ○
- ○
- ○
- ○

Was hat geholfen

Medikamente & Nahrungs-ergänzungen mit Dosierung	morgens	mittags	abends	nachts

Was habe ich gegessen?

Sport & Bewegung - Behandlungen & Therapie

Getrunkene Wassermenge je 0,5 L

Empfehlung mind. 3 L pro Tag

Bemerkungen & Notizen

Gesamt Schmerzbewertung des Tages

0 1 2 3 4 5 6 7 8 9 10

Datum		Wetter	
		Temperatur	

Wo ist der Schmerz? Wie stark ist er?

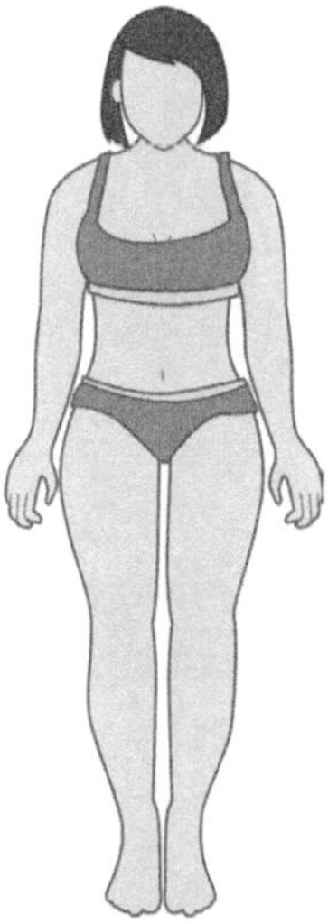

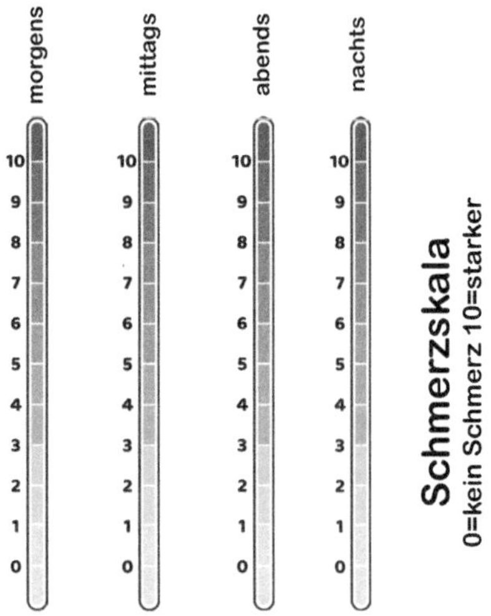

Art des Schmerzes

- ○ pulsierend
- ○ stechend
- ○ kribbelnd
- ○ beidseitig
- ○ ausstrahlend
- ○ pochend
- ○ drückend
- ○ brennend
- ○ einseitig
- ○

Begleitsymptome

- ○
- ○
- ○
- ○

sonstiges Befinden

Schlaf

Stuhlgang

Wohlbefinden

Beeinträchtigung

vermutete Auslöser

- ○
- ○
- ○
- ○

Was hat geholfen

Medikamente & Nahrungs-ergänzungen mit Dosierung	morgens	mittags	abends	nachts

Was habe ich gegessen?

Sport & Bewegung - Behandlungen & Therapie

Getrunkene Wassermenge je 0,5 L

Empfehlung mind. 3 L pro Tag

Bemerkungen & Notizen

Gesamt Schmerzbewertung des Tages

0 1 2 3 4 5 6 7 8 9 10

Datum		Wetter	
		Temperatur	

Wo ist der Schmerz? Wie stark ist er?

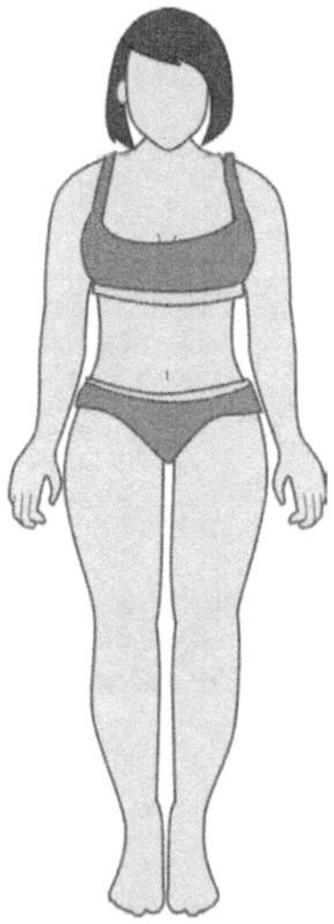

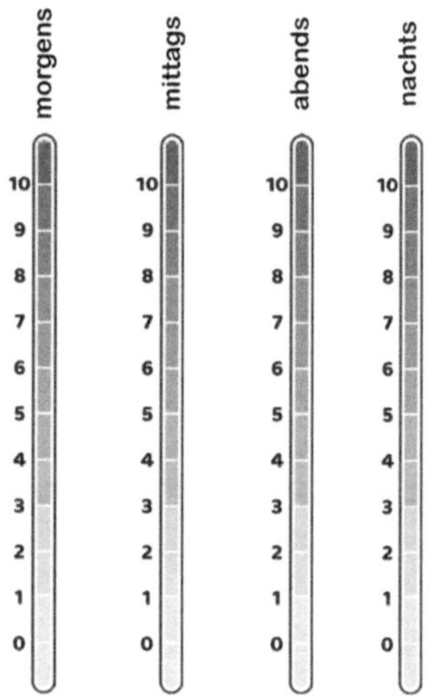

Schmerzskala
0=kein Schmerz 10=starker

Art des Schmerzes

- ○ pulsierend
- ○ stechend
- ○ kribbelnd
- ○ beidseitig
- ○ ausstrahlend
- ○ pochend
- ○ drückend
- ○ brennend
- ○ einseitig
- ○

Begleitsymptome

- ○
- ○
- ○
- ○

sonstiges Befinden

- Schlaf
- Stuhlgang
- Wohlbefinden
- Beeinträchtigung

vermutete Auslöser

- ○
- ○
- ○
- ○

Was hat geholfen

Medikamente & Nahrungs-ergänzungen mit Dosierung	morgens	mittags	abends	nachts

Was habe ich gegessen?

....

....

....

....

....

....

....

....

....

Sport & Bewegung - Behandlungen & Therapie

....

....

....

....

Getrunkene Wassermenge je 0,5 L

Empfehlung mind. 3 L pro Tag

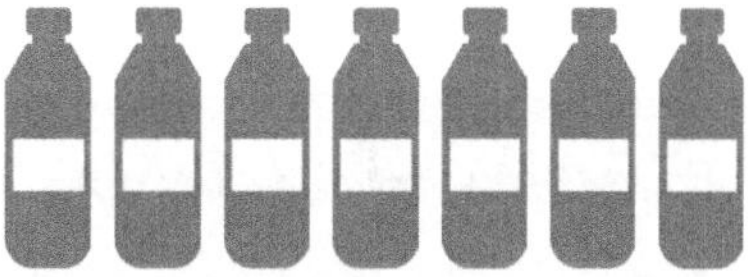

Bemerkungen & Notizen

....

....

....

....

Gesamt Schmerzbewertung des Tages

0 1 2 3 4 5 6 7 8 9 10

Datum		Wetter	
		Temperatur	

Wo ist der Schmerz? Wie stark ist er?

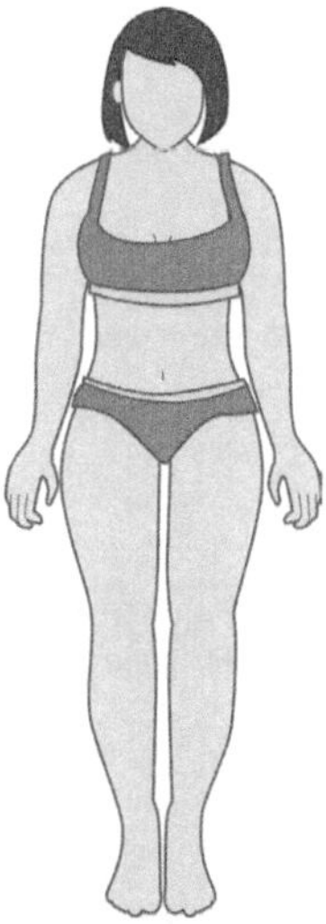

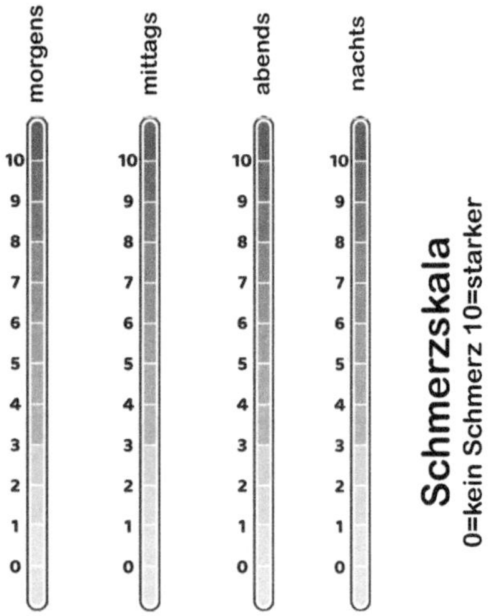

Art des Schmerzes

- ○ pulsierend
- ○ stechend
- ○ kribbelnd
- ○ beidseitig
- ○ ausstrahlend
- ○ pochend
- ○ drückend
- ○ brennend
- ○ einseitig
- ○

Begleitsymptome

- ○ ....
- ○ ....
- ○ ....
- ○ ....

sonstiges Befinden

- Schlaf
- Stuhlgang
- Wohlbefinden
- Beeinträchtigung

vermutete Auslöser

- ○ ....
- ○ ....
- ○ ....
- ○ ....

Was hat geholfen

....

....

....

....

Medikamente & Nahrungsergänzungen mit Dosierung	morgens	mittags	abends	nachts

Was habe ich gegessen?

....

....

....

....

....

....

....

....

....

Sport & Bewegung - Behandlungen & Therapie

....

....

....

....

Getrunkene Wassermenge je 0,5 L

Empfehlung mind. 3 L pro Tag

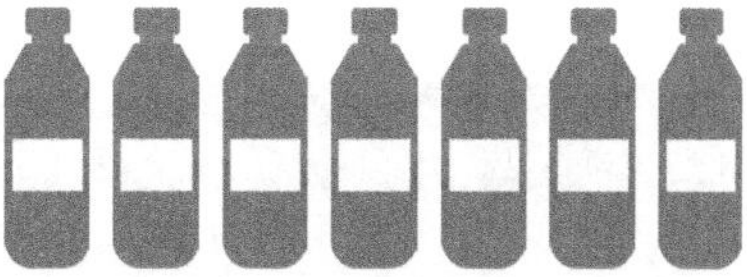

Bemerkungen & Notizen

....

....

....

....

Gesamt Schmerzbewertung des Tages

0 1 2 3 4 5 6 7 8 9 10

Datum		Wetter	
		Temperatur	

Wo ist der Schmerz? Wie stark ist er?

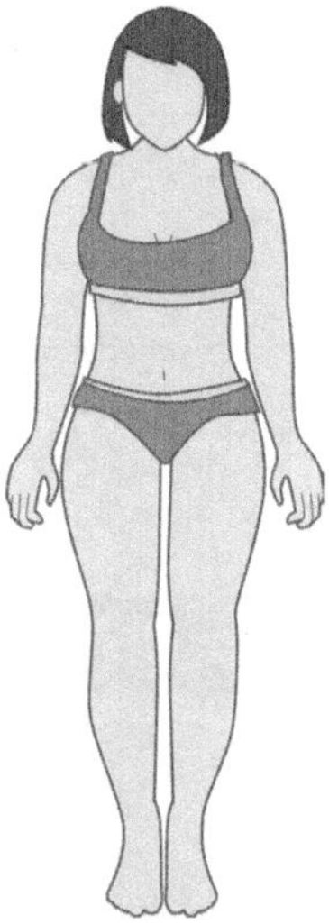

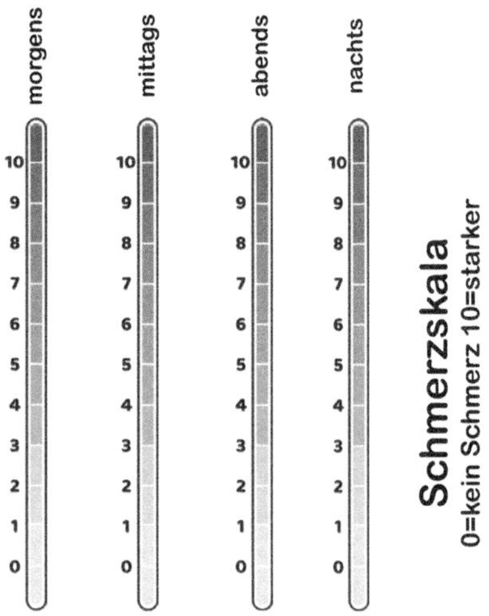

Art des Schmerzes

○ pulsierend ○ stechend ○ kribbelnd ○ beidseitig ○ ausstrahlend

○ pochend ○ drückend ○ brennend ○ einseitig ○

Begleitsymptome

○ ....

○ ....

○ ....

○ ....

sonstiges Befinden

Schlaf

Stuhlgang

Wohlbefinden

Beeinträchtigung

vermutete Auslöser

○ ....

○ ....

○ ....

○ ....

Was hat geholfen

....

....

....

....

Medikamente & Nahrungs-ergänzungen mit Dosierung	morgens	mittags	abends	nachts

Was habe ich gegessen?

....

....

....

....

....

....

....

....

....

Sport & Bewegung - Behandlungen & Therapie

....

....

....

....

Getrunkene Wassermenge je 0,5 L

Empfehlung mind. 3 L pro Tag

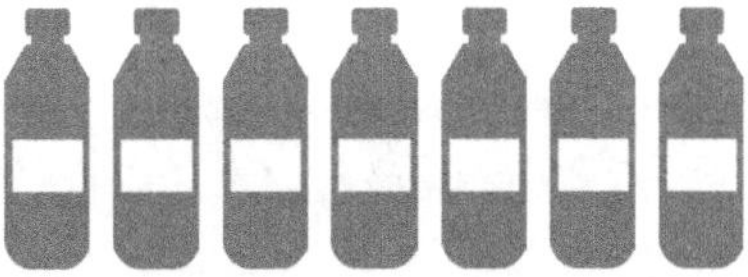

Bemerkungen & Notizen

....

....

....

....

Gesamt Schmerzbewertung des Tages

0 1 2 3 4 5 6 7 8 9 10

Datum		Wetter	
		Temperatur	

Wo ist der Schmerz? Wie stark ist er?

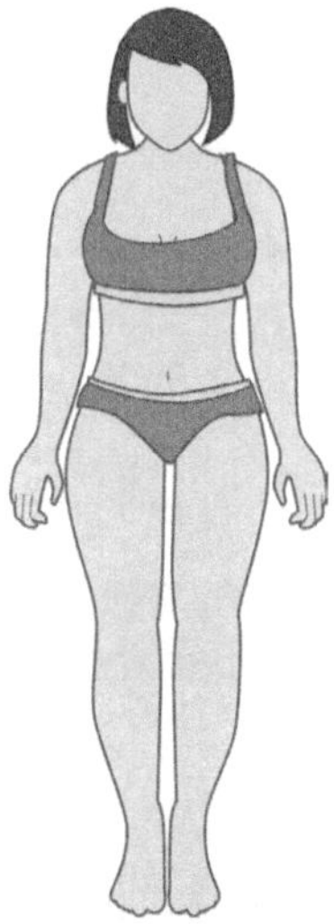

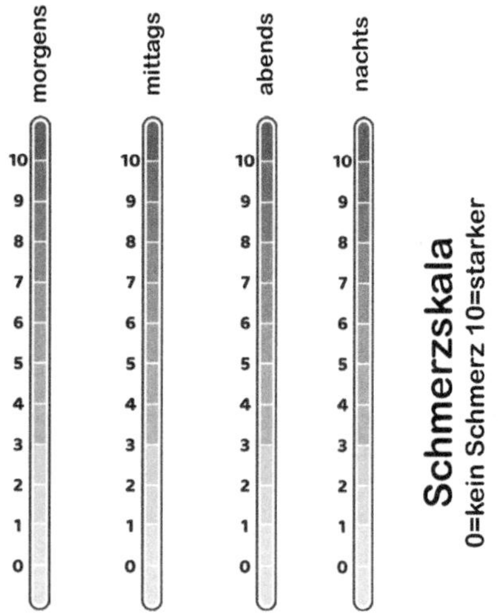

Art des Schmerzes

- ○ pulsierend
- ○ stechend
- ○ kribbelnd
- ○ beidseitig
- ○ ausstrahlend
- ○ pochend
- ○ drückend
- ○ brennend
- ○ einseitig
- ○

Begleitsymptome

- ○
- ○
- ○
- ○

sonstiges Befinden

Schlaf

Stuhlgang

Wohlbefinden

Beeinträchtigung

vermutete Auslöser

- ○
- ○
- ○
- ○

Was hat geholfen

Medikamente & Nahrungsergänzungen mit Dosierung	morgens	mittags	abends	nachts

Was habe ich gegessen?

....

....

....

....

....

....

....

....

....

Sport & Bewegung - Behandlungen & Therapie

....

....

....

....

Getrunkene Wassermenge je 0,5 L

Empfehlung mind. 3 L pro Tag

Bemerkungen & Notizen

....

....

....

....

Gesamt Schmerzbewertung des Tages

0 1 2 3 4 5 6 7 8 9 10

Datum		Wetter	
		Temperatur	

Wo ist der Schmerz? Wie stark ist er?

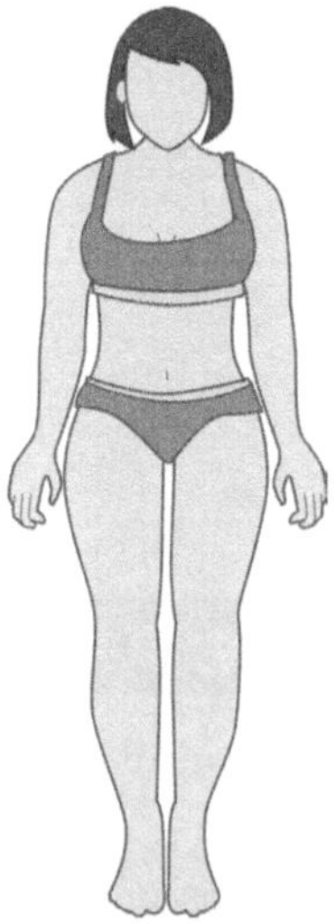

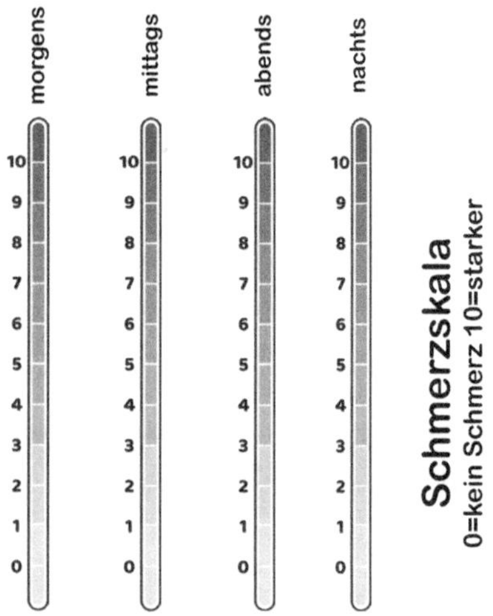

Art des Schmerzes

- ○ pulsierend
- ○ stechend
- ○ kribbelnd
- ○ beidseitig
- ○ ausstrahlend
- ○ pochend
- ○ drückend
- ○ brennend
- ○ einseitig
- ○

Begleitsymptome

- ○
- ○
- ○
- ○

sonstiges Befinden

Schlaf

Stuhlgang

Wohlbefinden

Beeinträchtigung

vermutete Auslöser

- ○
- ○
- ○
- ○

Was hat geholfen

Medikamente & Nahrungs-ergänzungen mit Dosierung	morgens	mittags	abends	nachts

Was habe ich gegessen?

....

....

....

....

....

....

....

....

....

Sport & Bewegung - Behandlungen & Therapie

....

....

....

....

Getrunkene Wassermenge je 0,5 L

Empfehlung mind. 3 L pro Tag

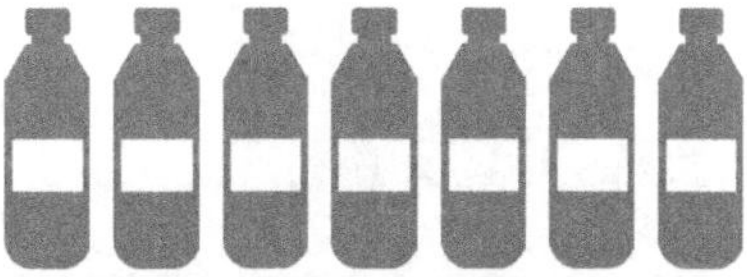

Bemerkungen & Notizen

....

....

....

....

Gesamt Schmerzbewertung des Tages

0 1 2 3 4 5 6 7 8 9 10

Behandelnde Ärzte

Arzt:	
Adresse:	
Erreichbarkeit	

Arzt:	
Adresse:	
Erreichbarkeit	

Arzt:	
Adresse:	
Erreichbarkeit	

Arzt:	
Adresse:	
Erreichbarkeit	

Arzt:	
Adresse:	
Erreichbarkeit	

Behandelnde Ärzte

Arzt:	
Adresse:	
Erreichbarkeit	

Arzt:	
Adresse:	
Erreichbarkeit	

Arzt:	
Adresse:	
Erreichbarkeit	

Arzt:	
Adresse:	
Erreichbarkeit	

Arzt:	
Adresse:	
Erreichbarkeit	

Übertrag Gesamtschmerzbewertung mit Datum

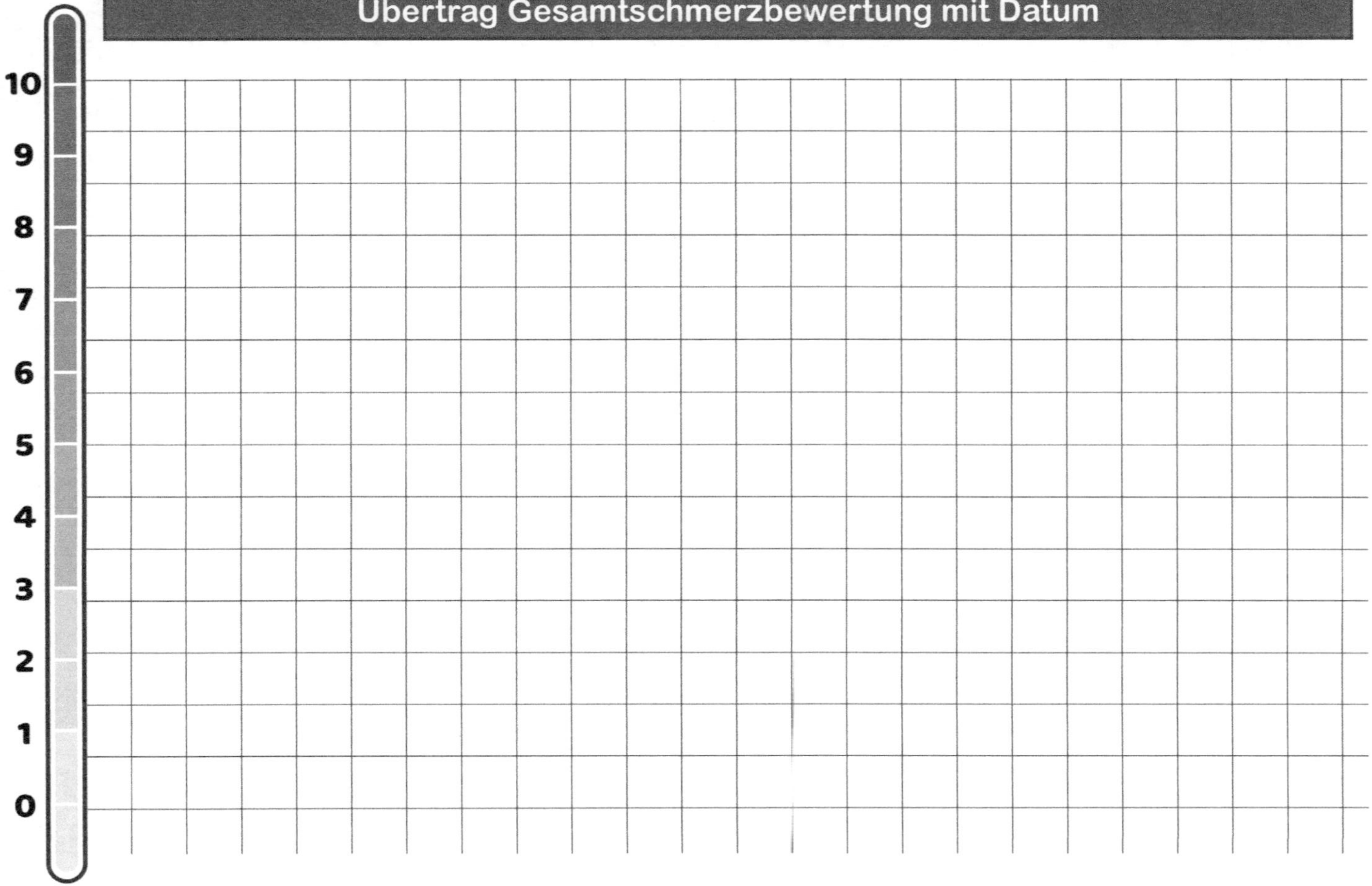

Übertrag Gesamtschmerzbewertung mit Datum

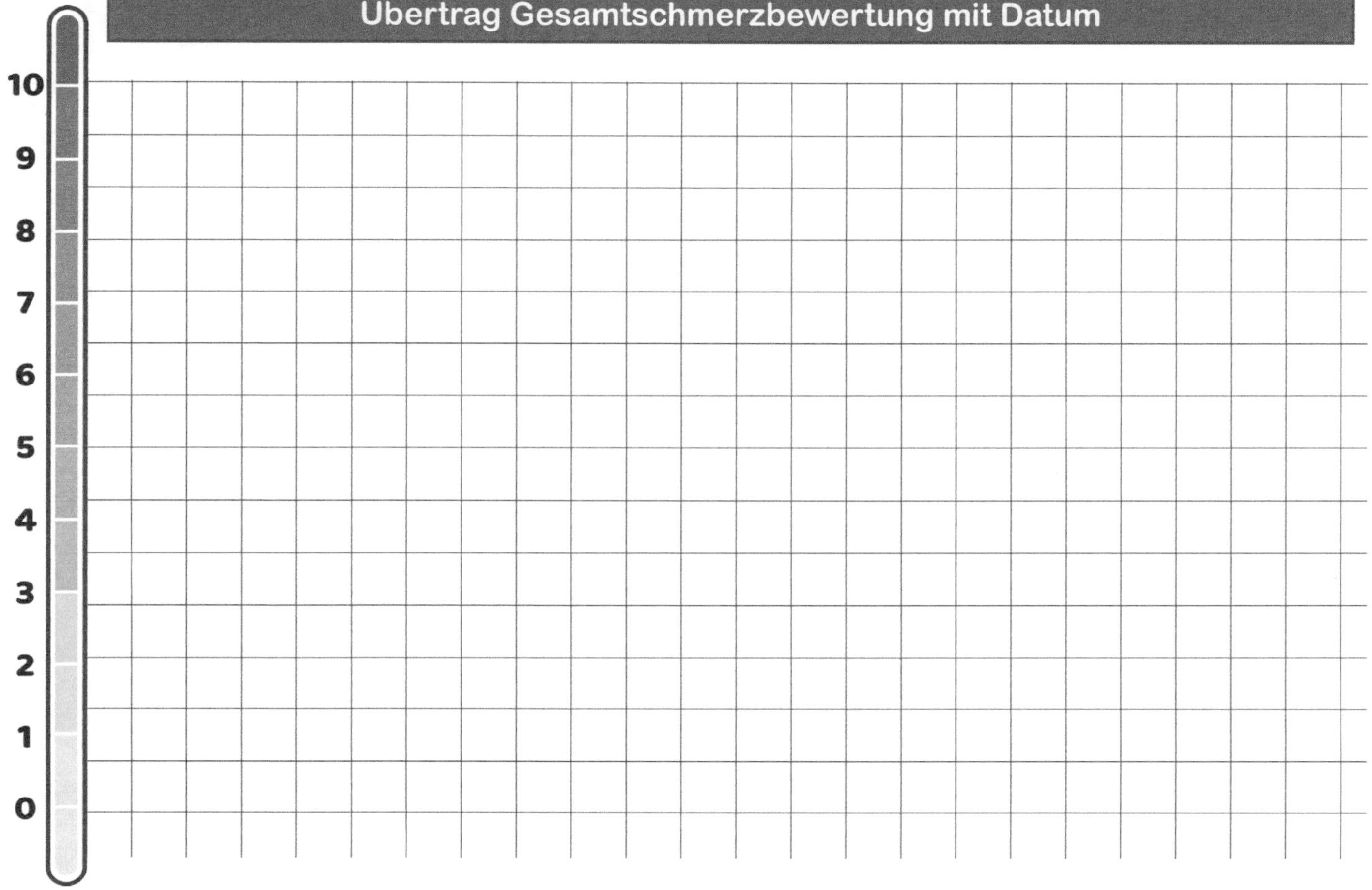

1. Auflage

Druck: Amazon Media WU S.à r. l. 5 Rue Plaetis, L-2338, Luxembourg
Independently published

Kontakt
Björn Meyer
Rönnehof 5
30457 Hannover, Deutschland
Override2000@gmx.de
Covergestaltung: Björn Meyer
Designelemente: vecteezy.com

Printed in France by Amazon
Brétigny-sur-Orge, FR

12656530R00074